我是小中医

U0756267

御邪铁盾 肺大侠

中国日报新媒体 ○ 联合监制
春芽 ○ 著
瓦西李 ○ 绘

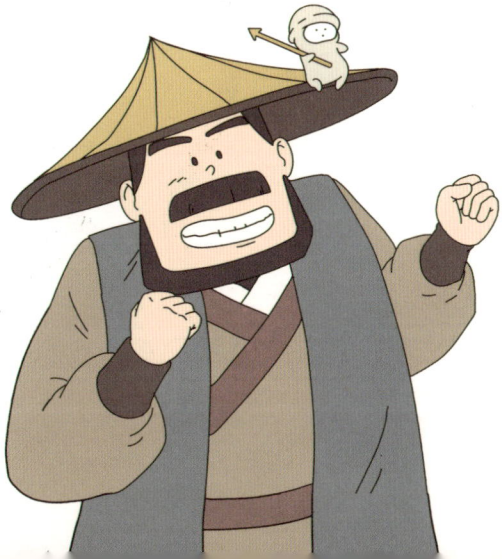

湖南科学技术出版社 · 长沙

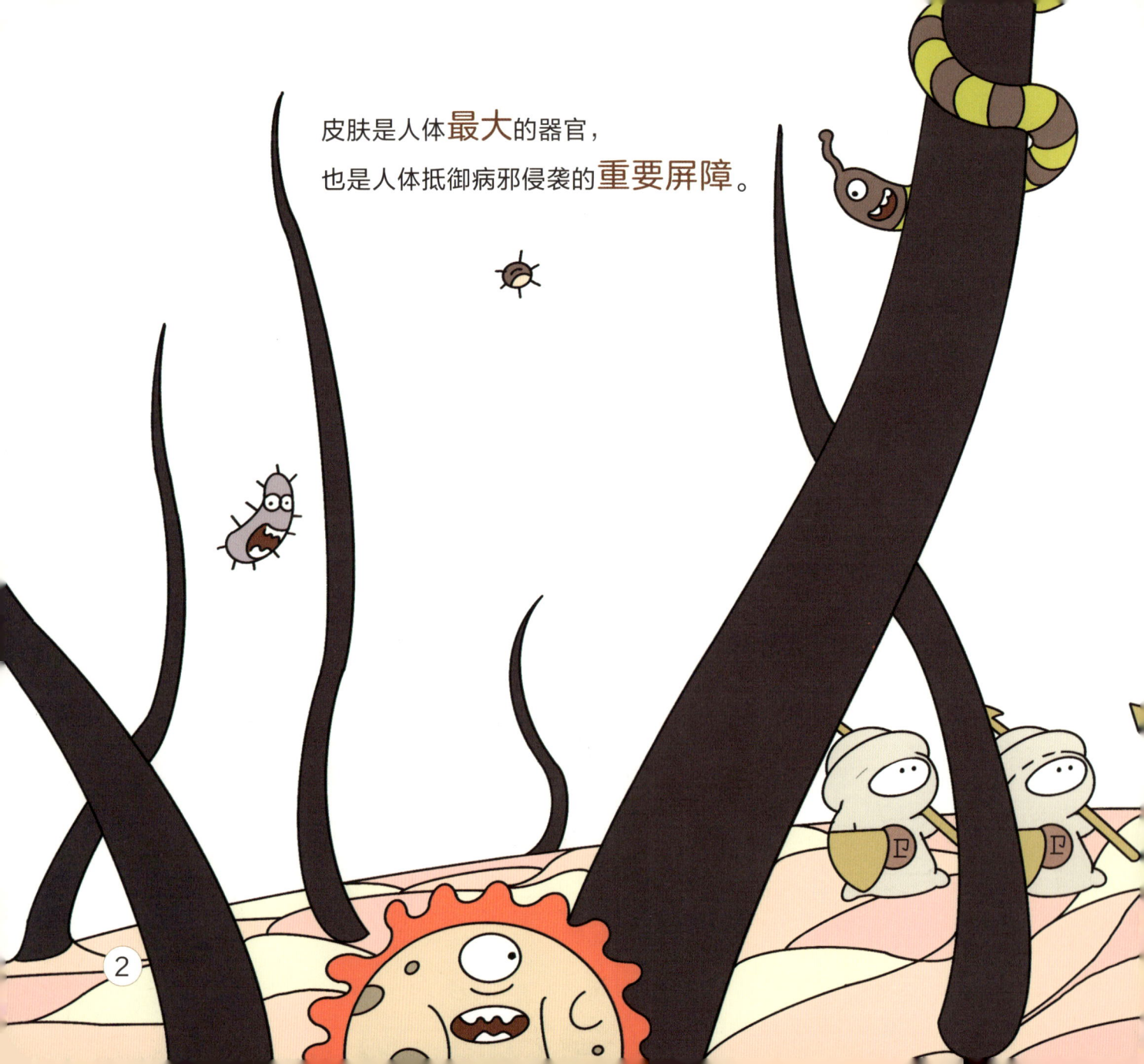

皮肤是人体**最大**的器官，
也是人体抵御病邪侵袭的**重要屏障**。

如果仔细观察皮肤，你会发现皮肤上有很多小小的纹理和毛孔，中医把皮肤的这些纹理和毛孔叫作腠理。

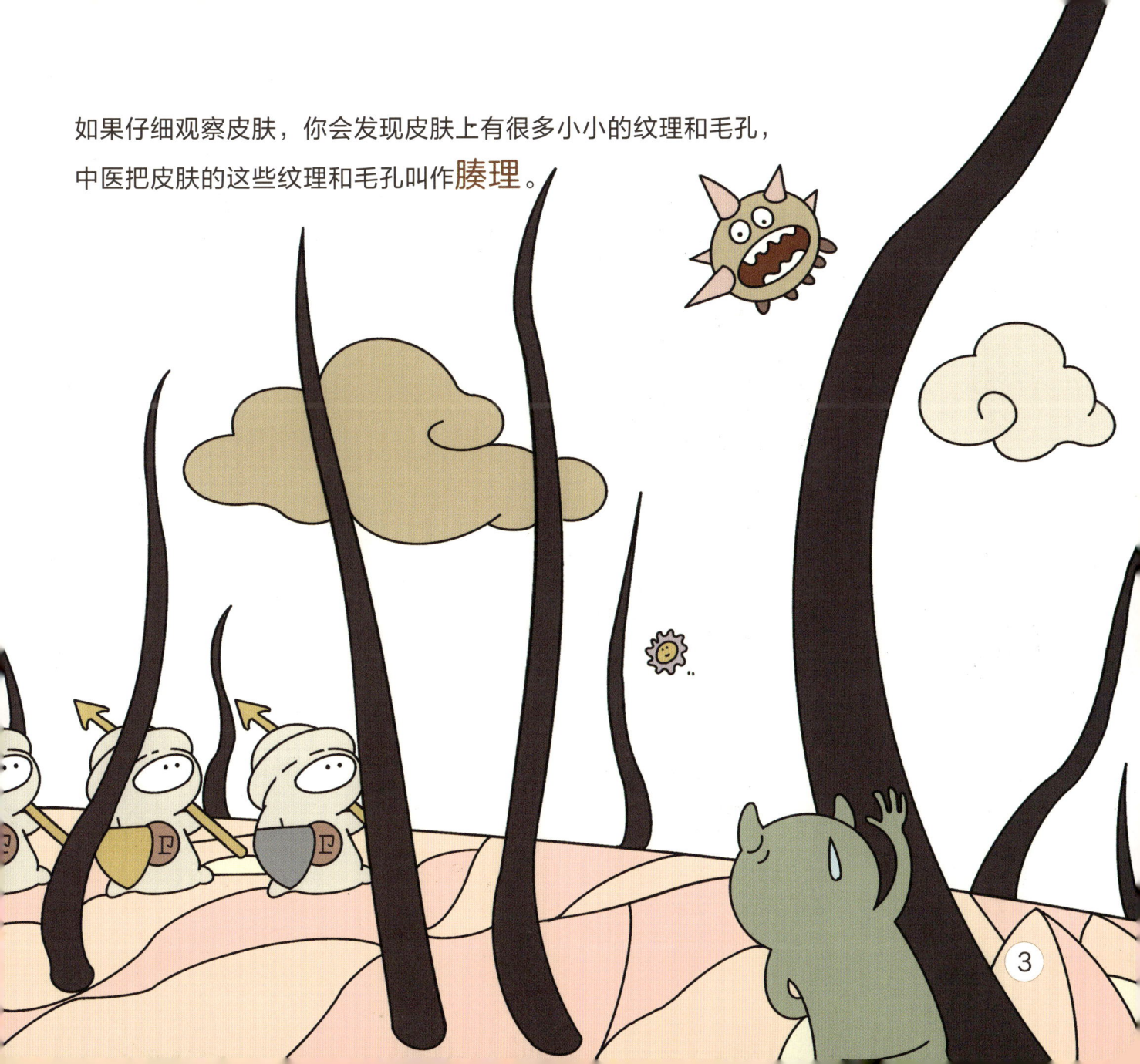

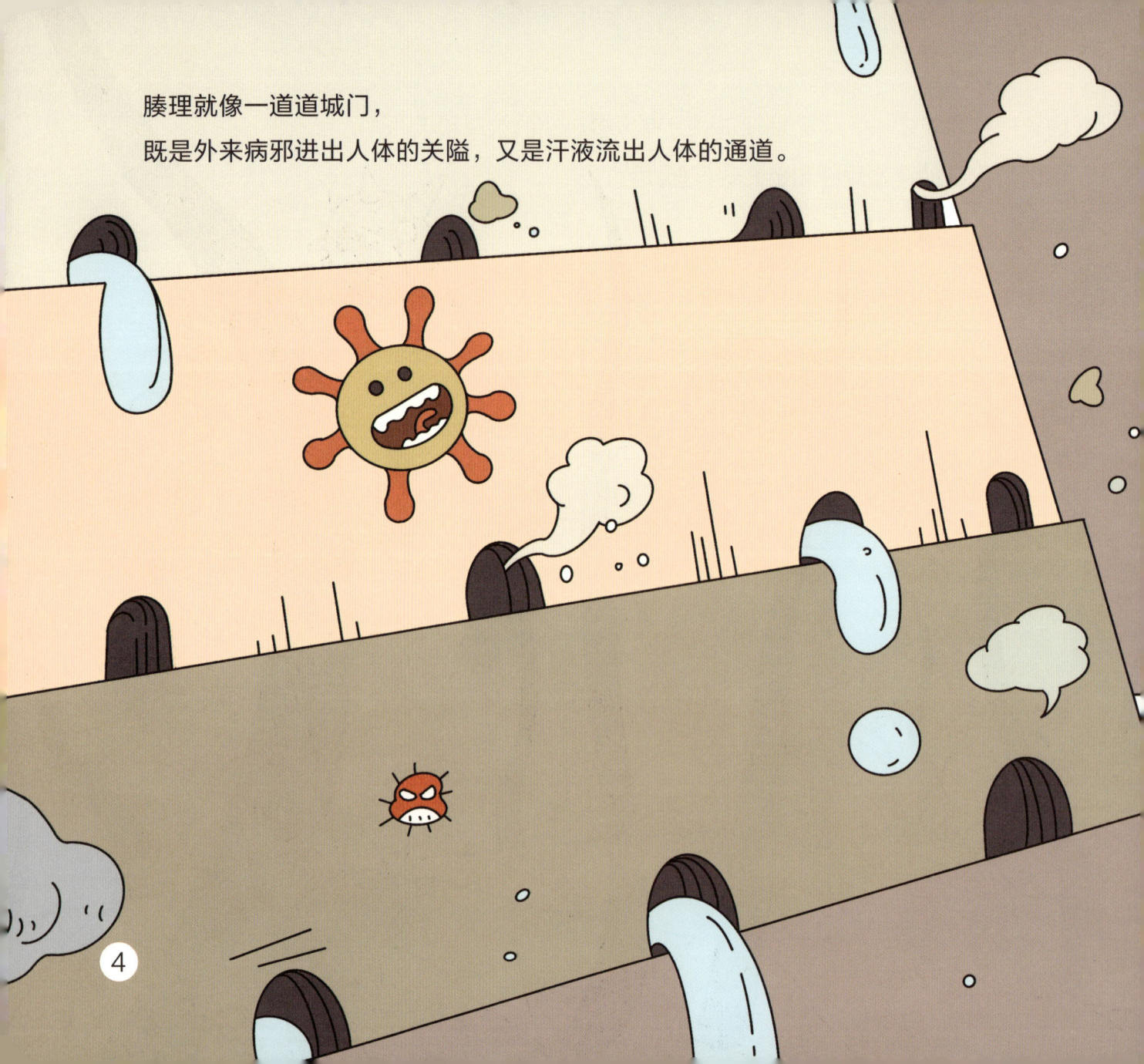

腠理就像一道道城门，

既是外来病邪进出人体的关隘，又是汗液流出人体的通道。

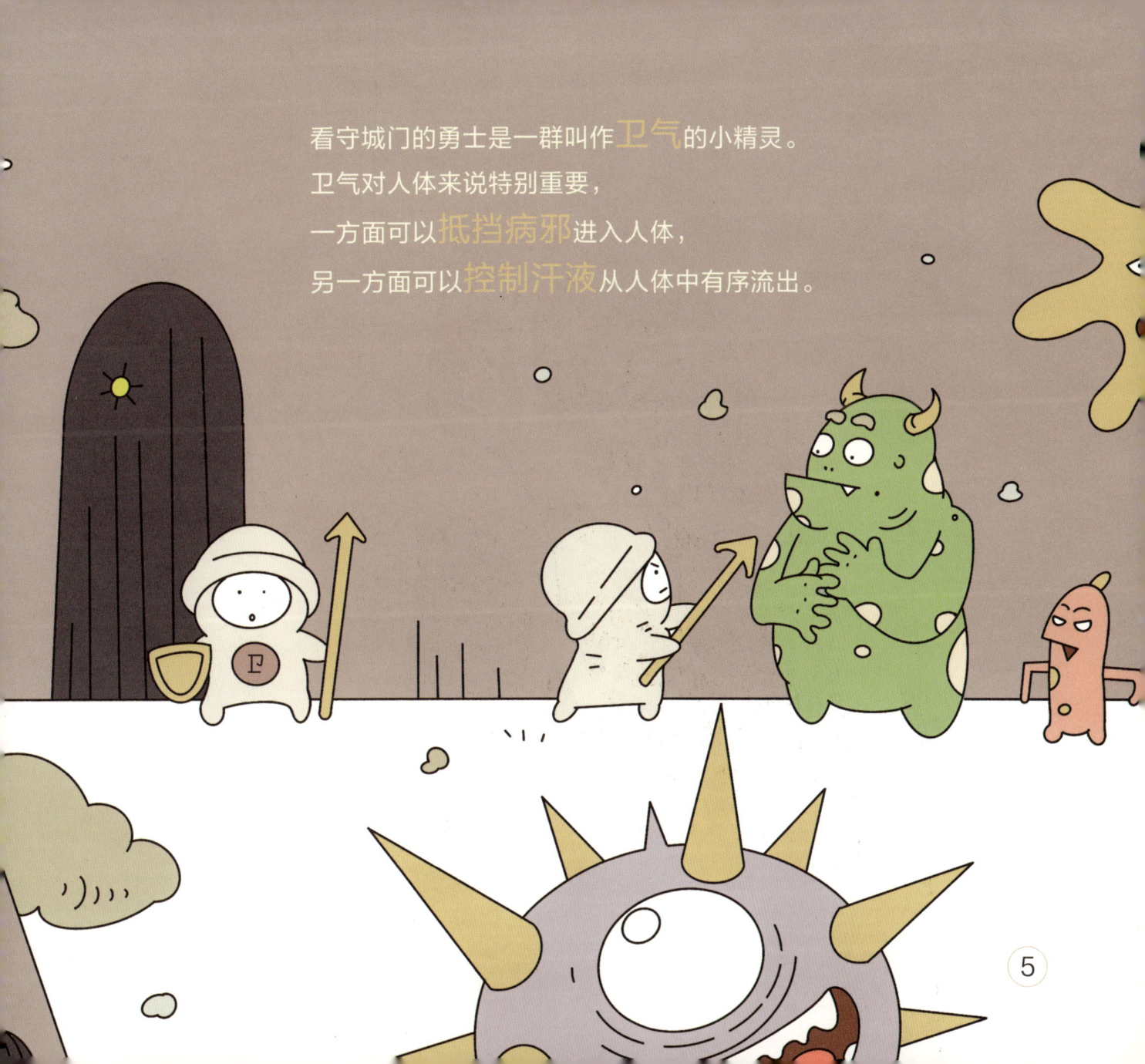
看守城门的勇士是一群叫作卫气的小精灵。
卫气对人体来说特别重要，
一方面可以抵挡病邪进入人体，
另一方面可以控制汗液从人体中有序流出。
卫

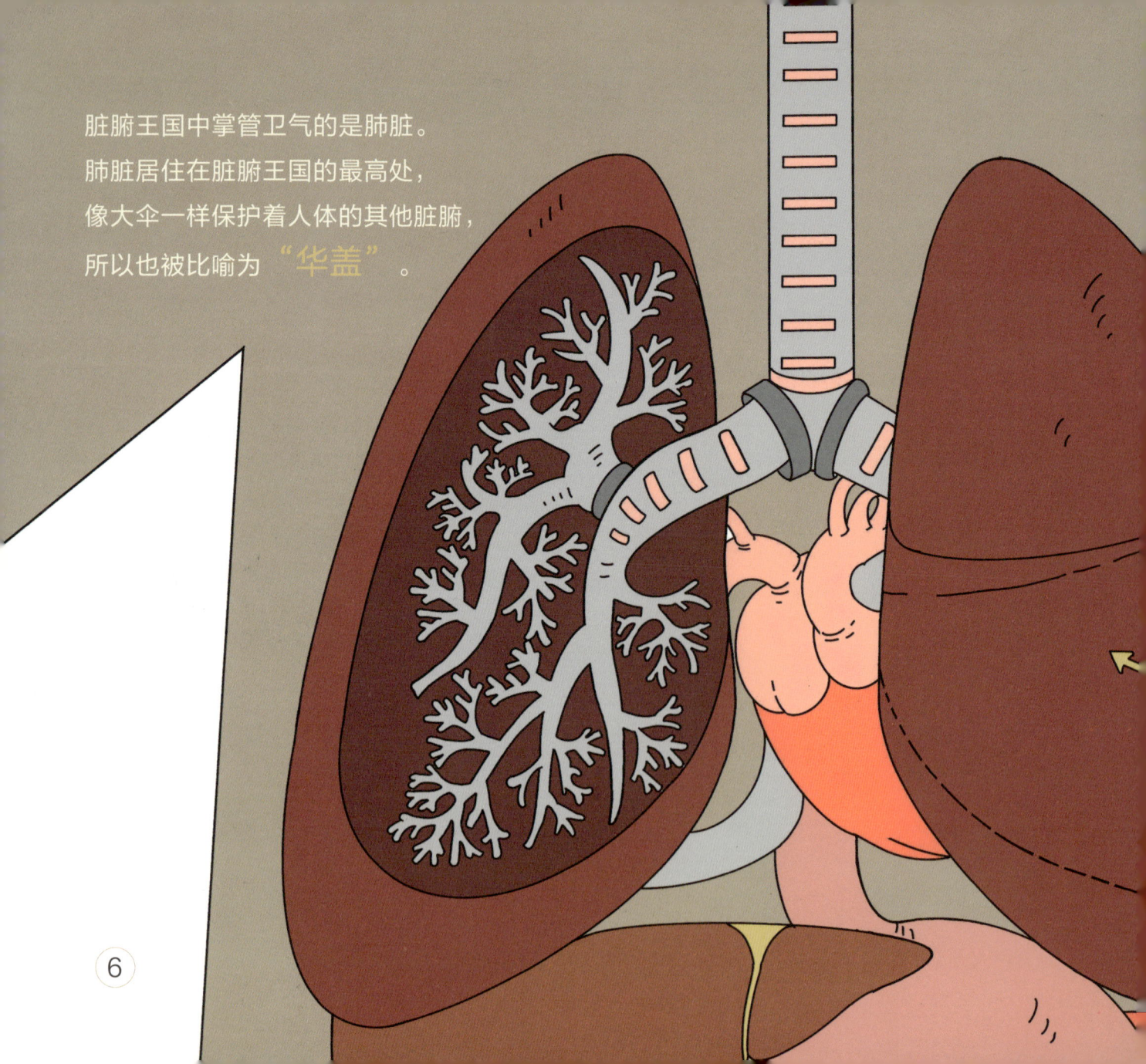

脏腑王国中掌管卫气的是肺脏。
肺脏居住在脏腑王国的最高处，
像大伞一样保护着人体的其他脏腑，
所以也被比喻为“华盖”。

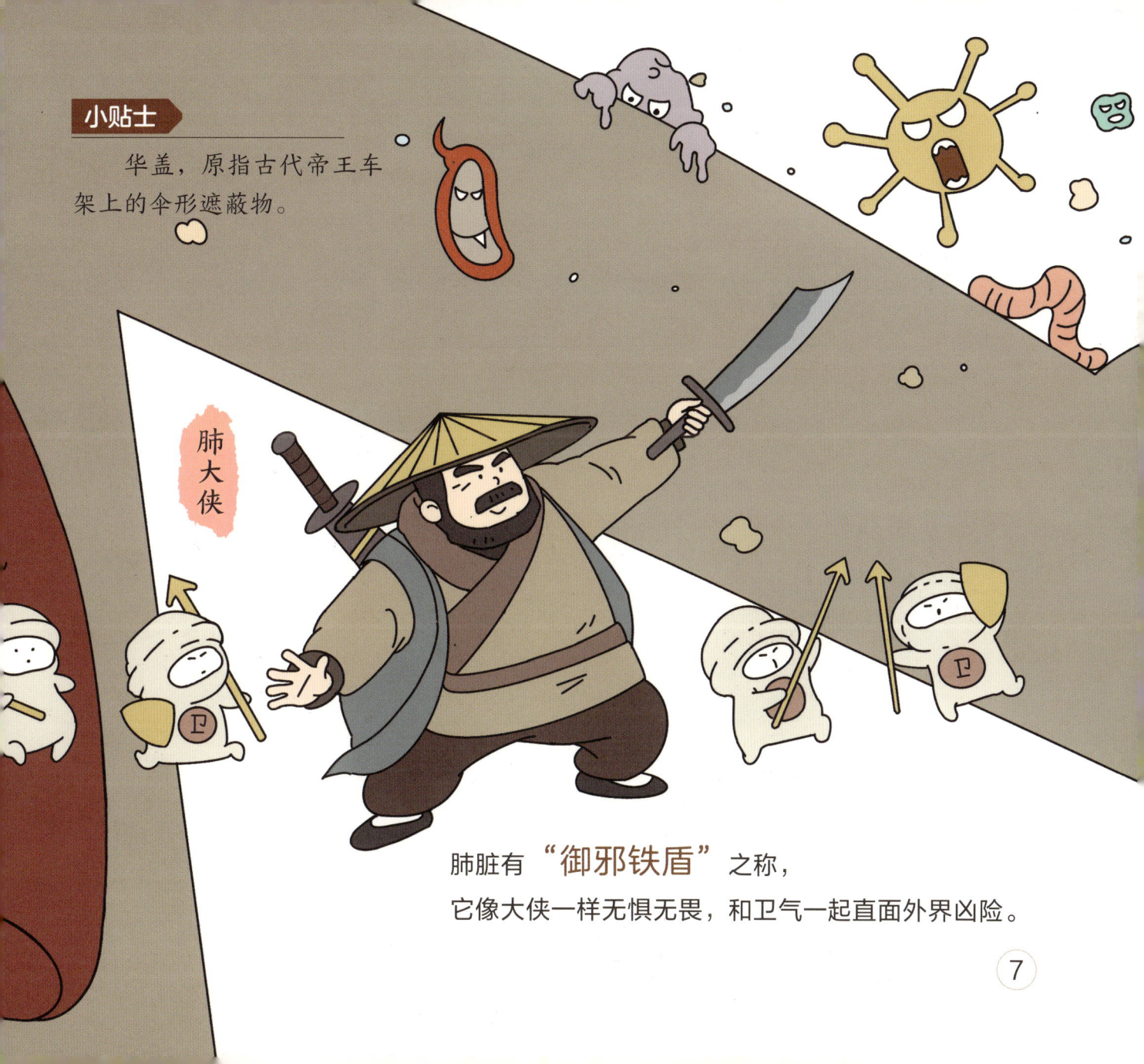

小贴士

华盖，原指古代帝王车架上的伞形遮蔽物。

肺脏有“御邪铁盾”之称，
它像大侠一样无惧无畏，和卫气一起直面外界凶险。

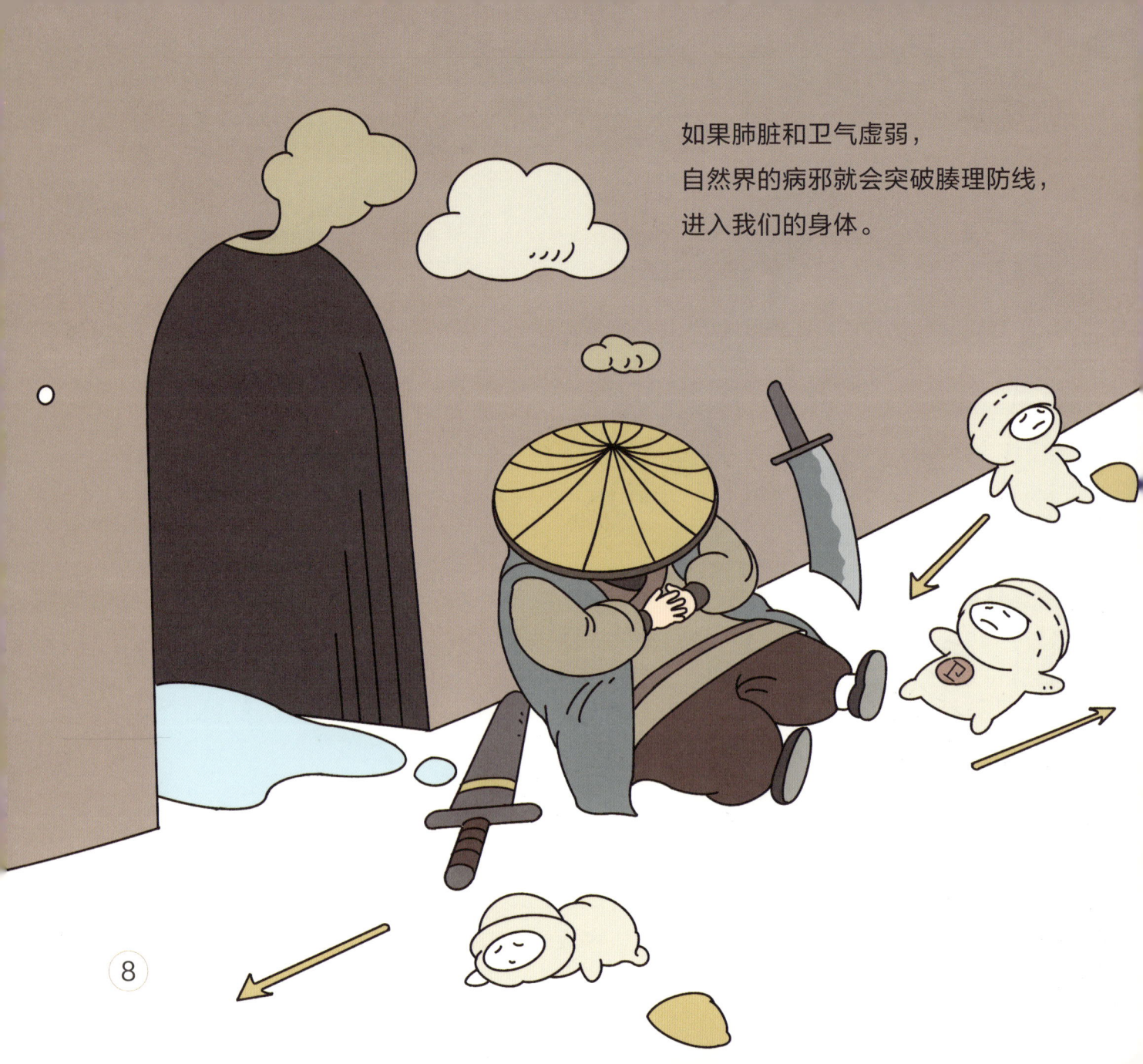

如果肺脏和卫气虚弱，
自然界的病邪就会突破腠理防线，
进入我们的身体。

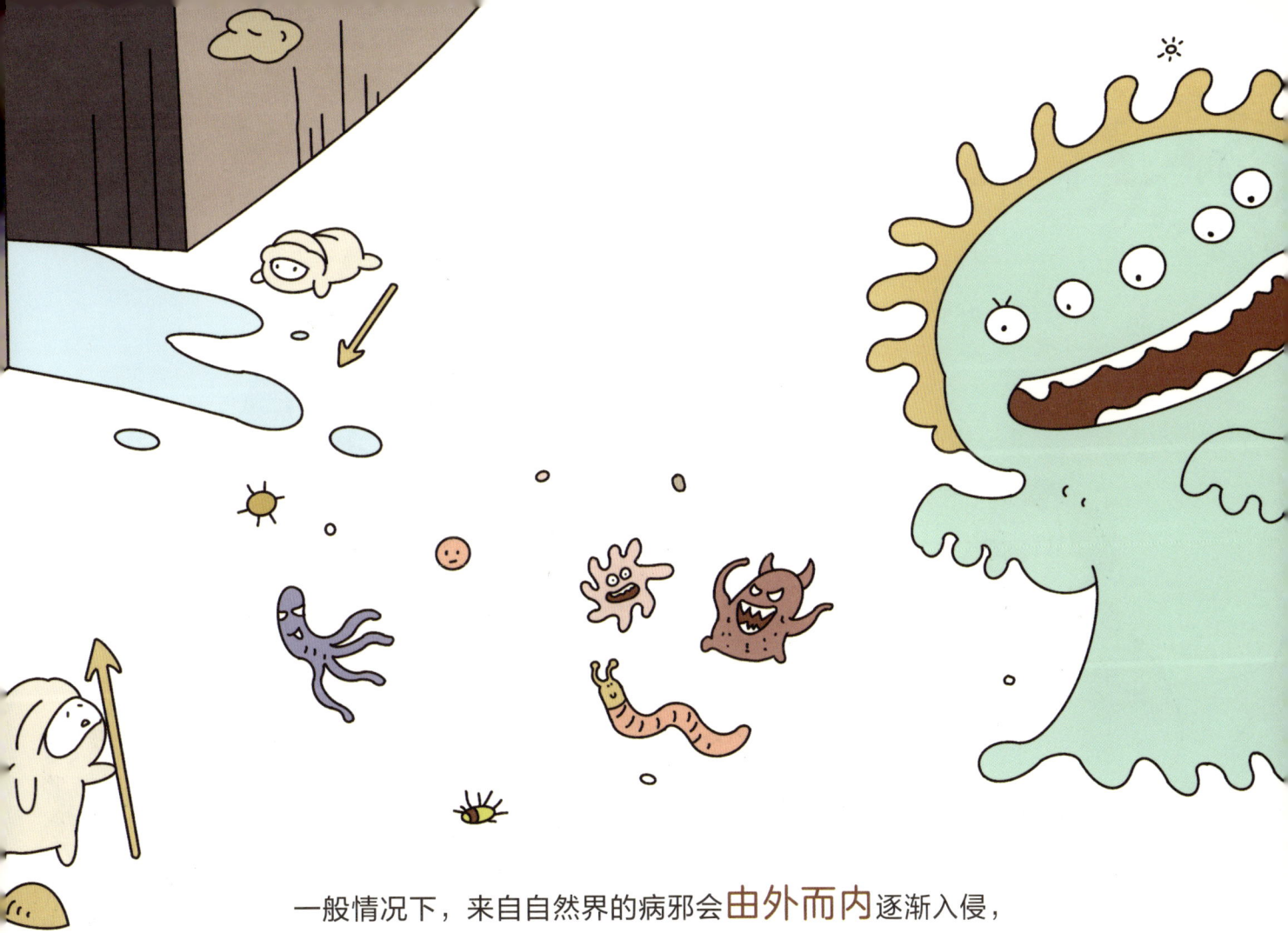

一般情况下，来自自然界的病邪会**由外而内**逐渐入侵，
人体的病情也会**由表及里**越来越重。
我国古代著名的典故——《扁鹊见蔡桓公》
就记录了自然界的病邪入侵人体的全过程。

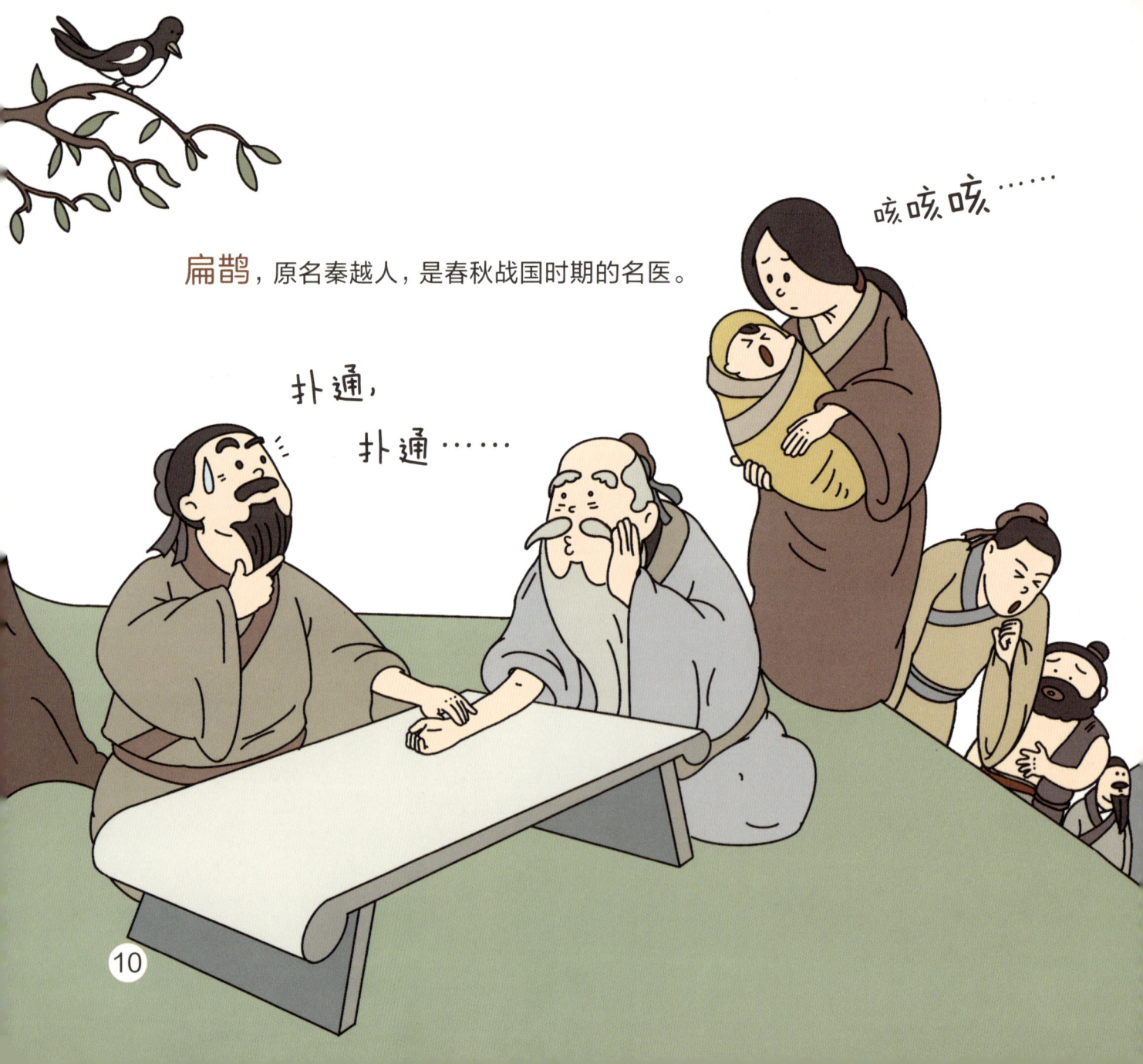
咳咳咳……
扁鹊，原名秦越人，是春秋战国时期的名医。
扑通，
扑通……

秦越人医术高超，治好了很多人的疾病，

人们把他视作喜鹊一样吉祥，所以尊称他为“扁鹊”。

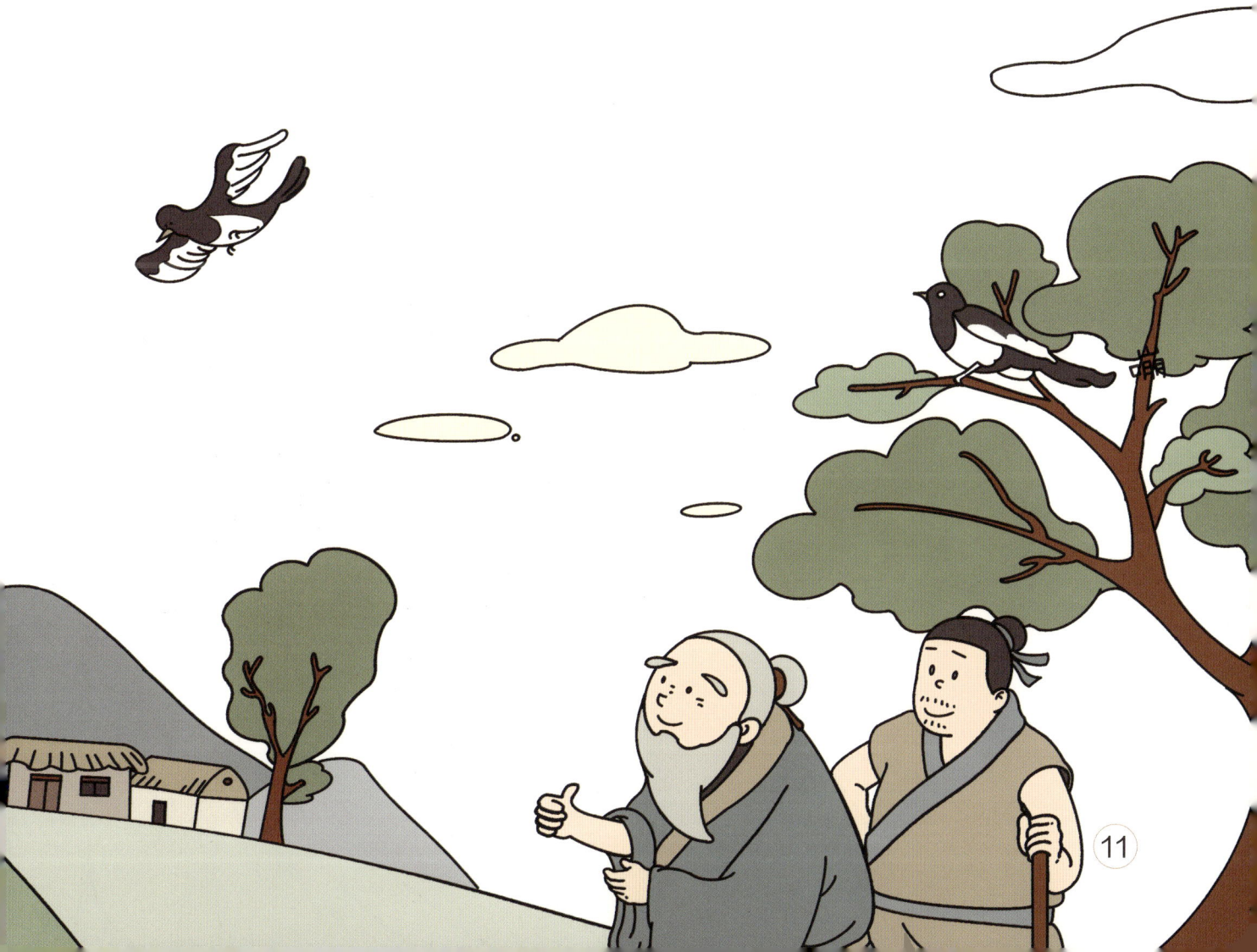

有一次，扁鹊路过齐国，去拜见了蔡桓公。
扁鹊观察了一会儿蔡桓公，
对他说：“您的腠理之间有些小病，
早点治疗吧，要不然病情可能会加重的。”

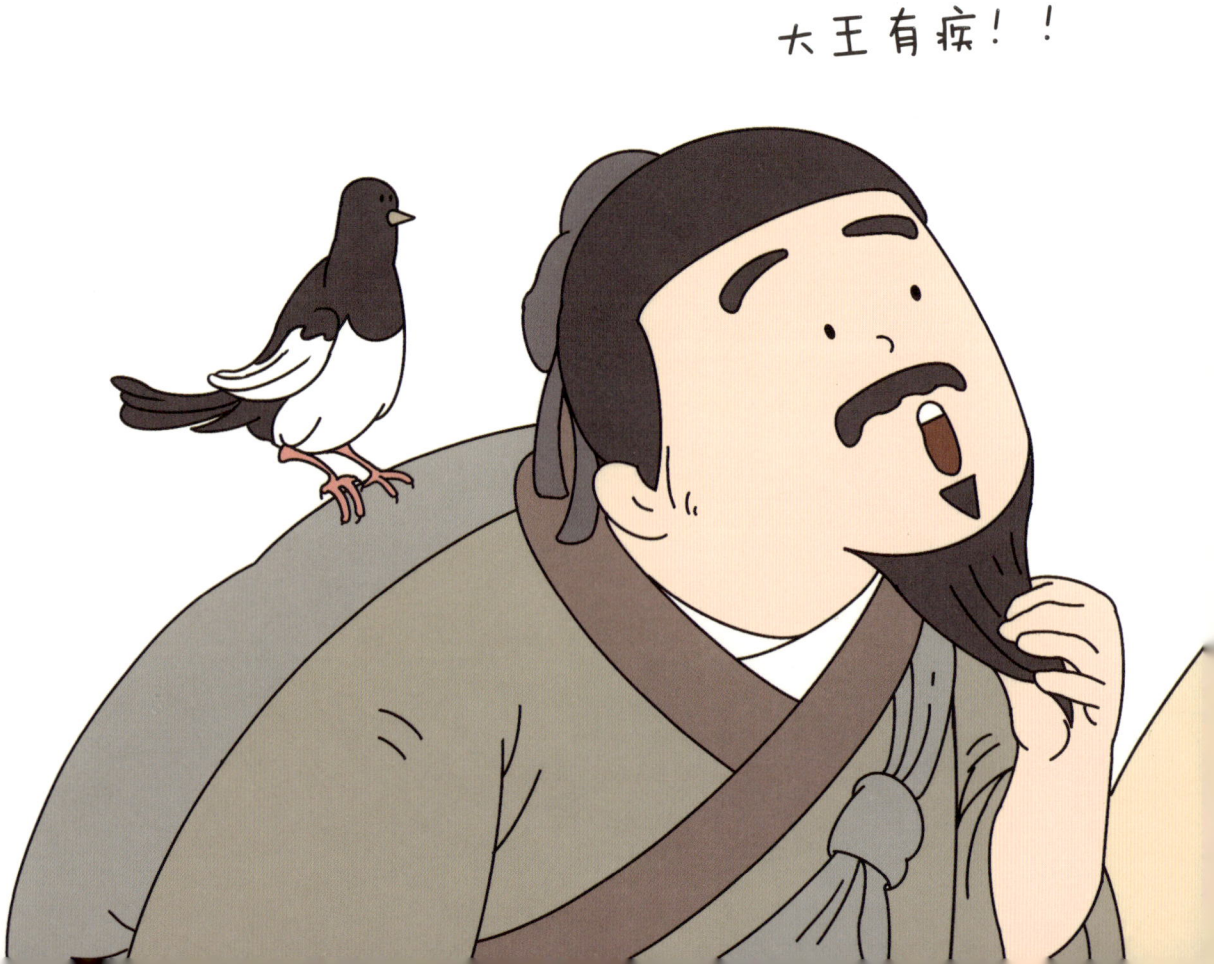

然而，蔡桓公对扁鹊的话不以为然，
认为自己没有生病。

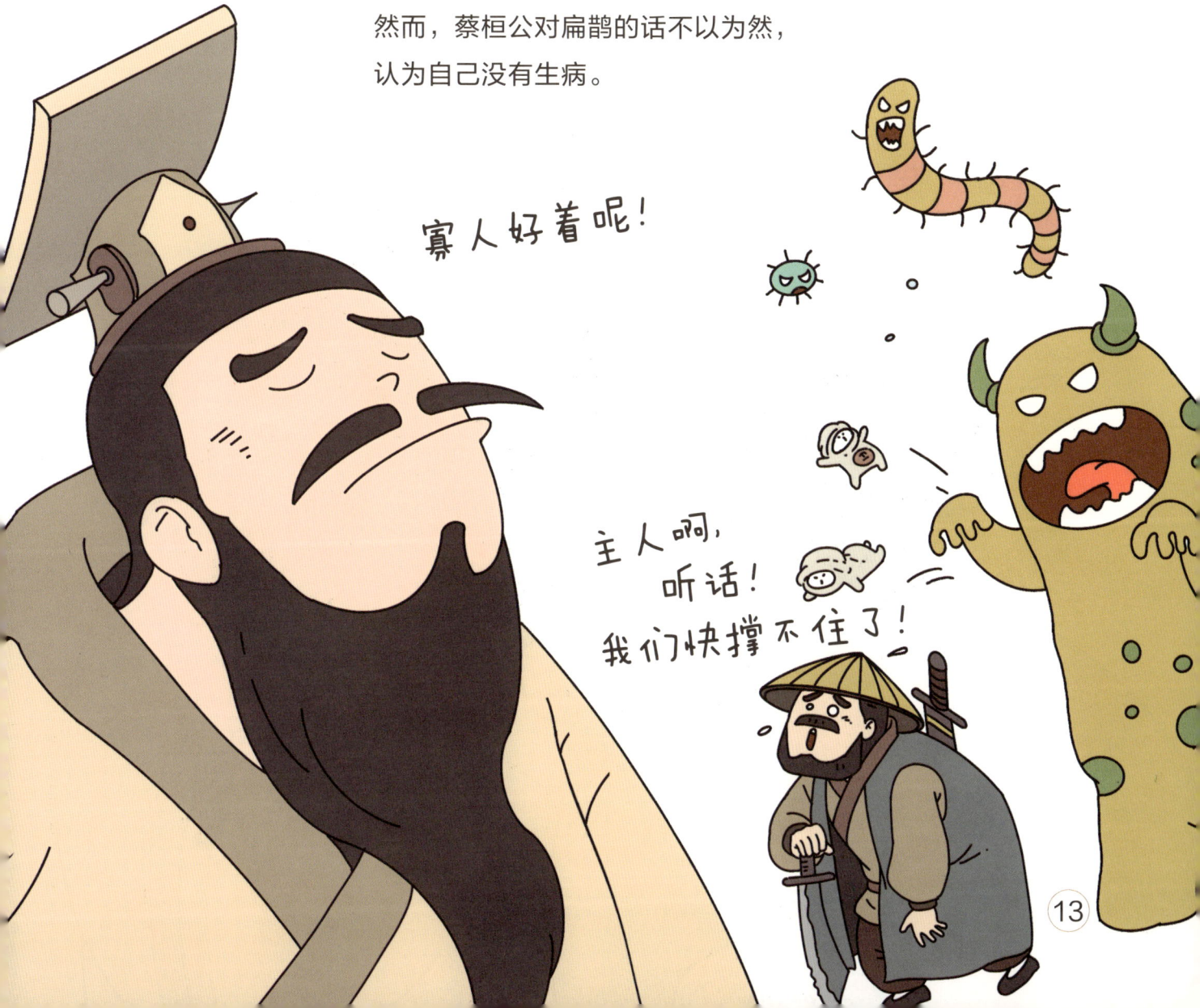

十天后，扁鹊又来拜见蔡桓公，
说：“您的疾病已经深入到肌肉和皮肤了，
请您治疗吧，
要不然病情可能会更重的。”
蔡桓公没有理睬扁鹊。

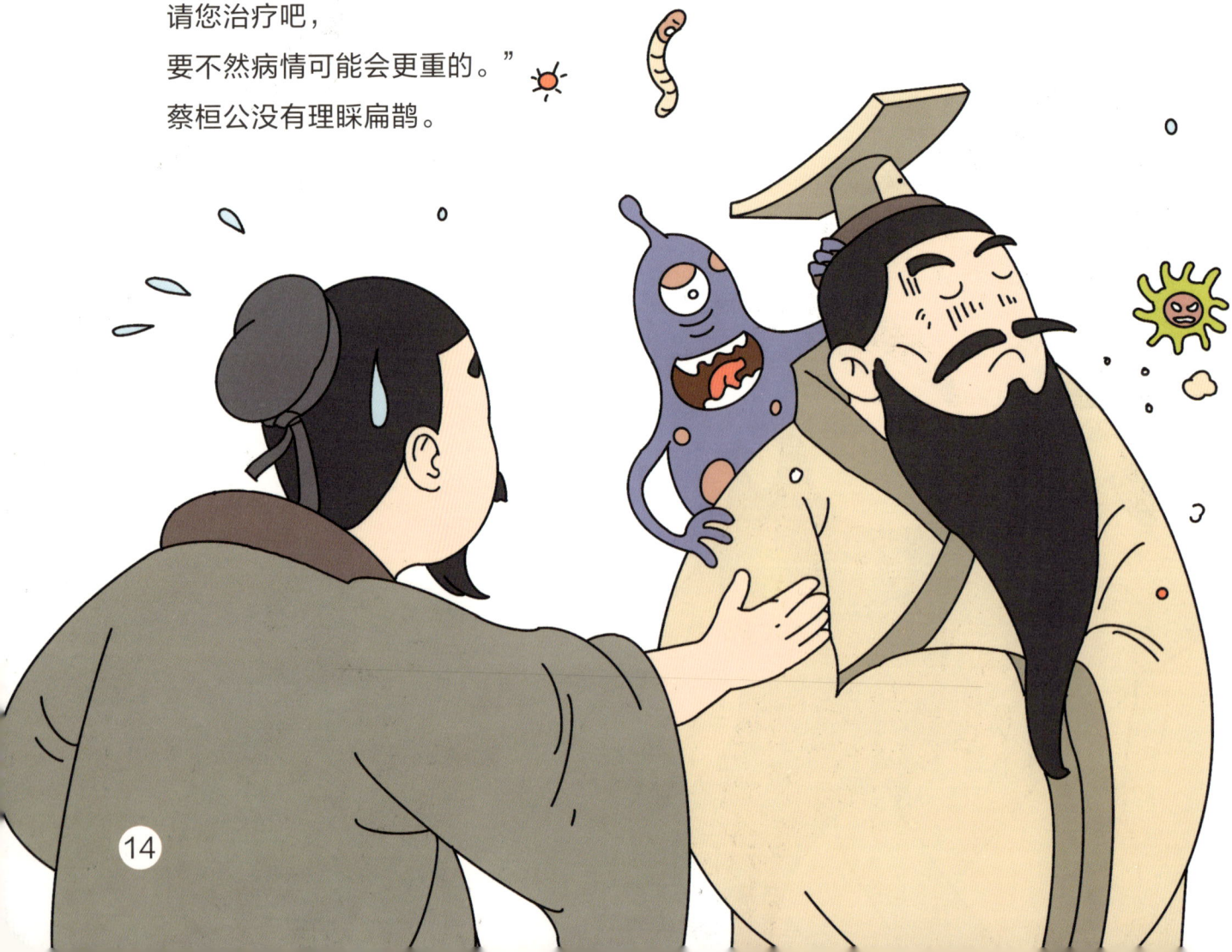

又过了十天，扁鹊再次来拜见蔡桓公，
说：“您的疾病已经深入到肠胃了，
请您治疗吧，要不然病情可能会继续加重的。”
蔡桓公心里很不高兴，依旧没有理睬扁鹊。

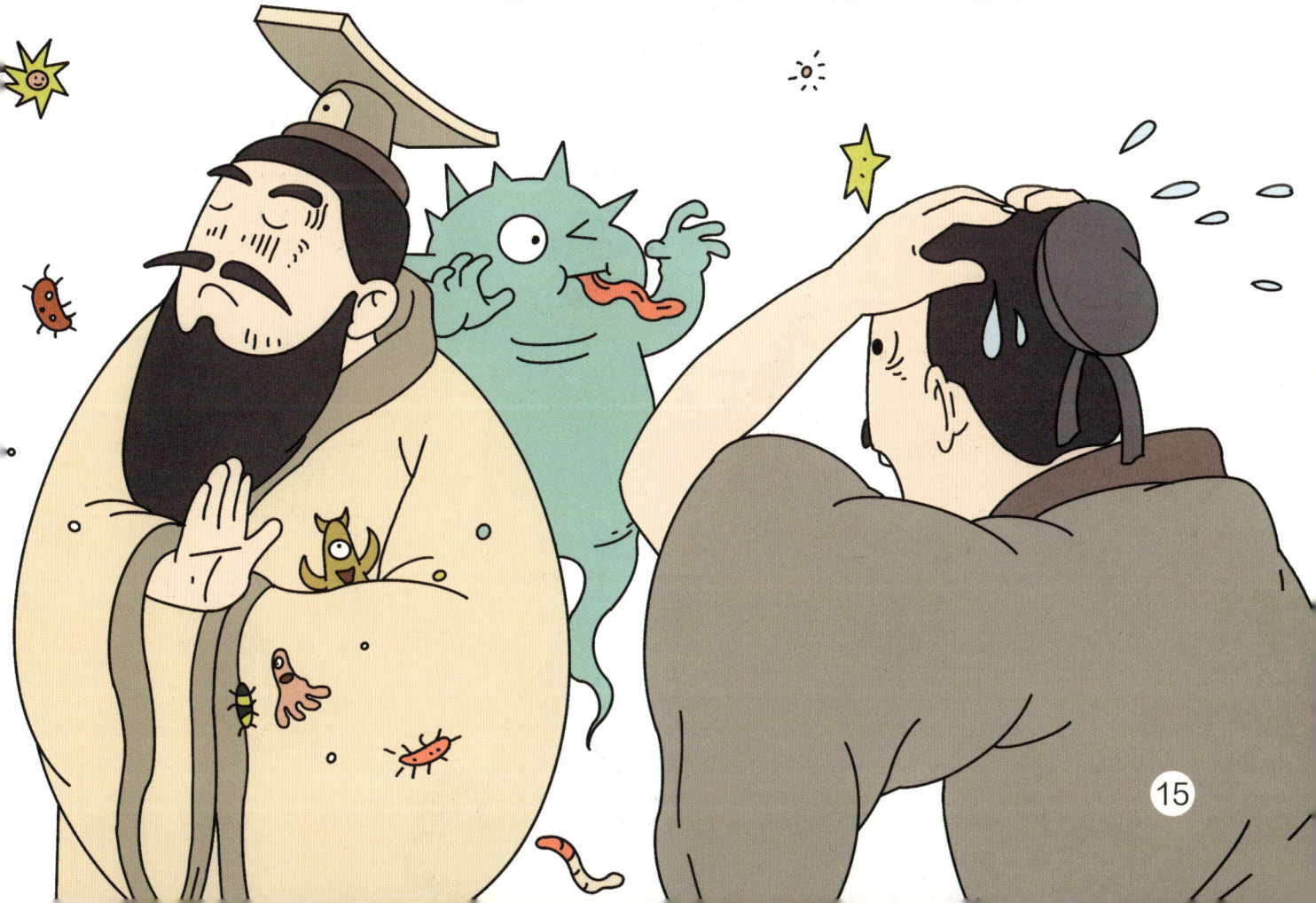

又过了十天，扁鹊远远地望了蔡桓公一眼后转身就跑。

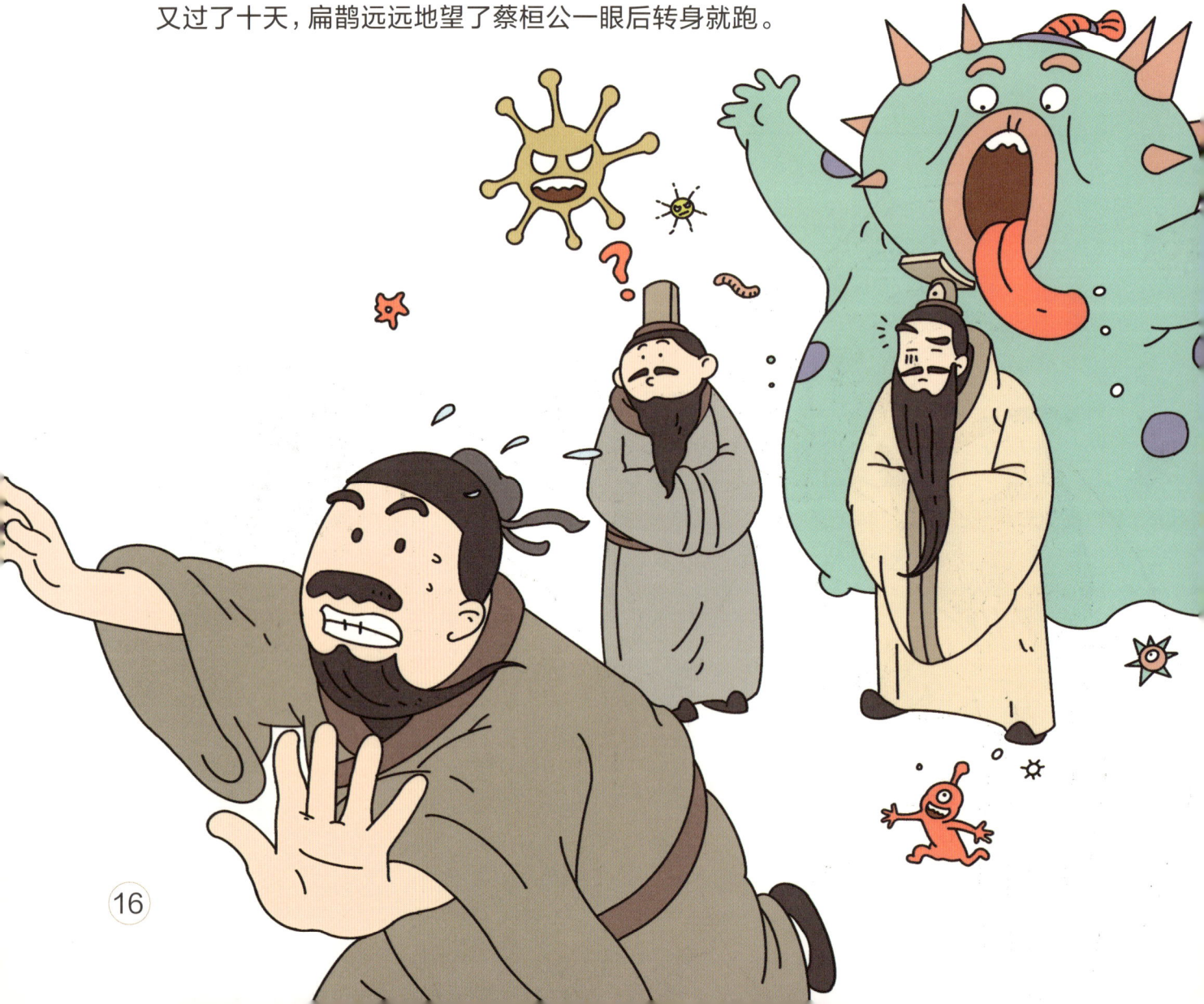

蔡桓公非常疑惑，就请人去问扁鹊为什么要跑。

扁鹊回答说：“蔡桓公的疾病从腠理深入到肌肉、皮肤，又深入到了肠胃，面对这些情况，我都有办法治疗。

但现在疾病已经深入到**骨髓**，我也无可奈何了。”

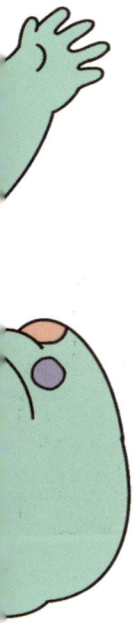

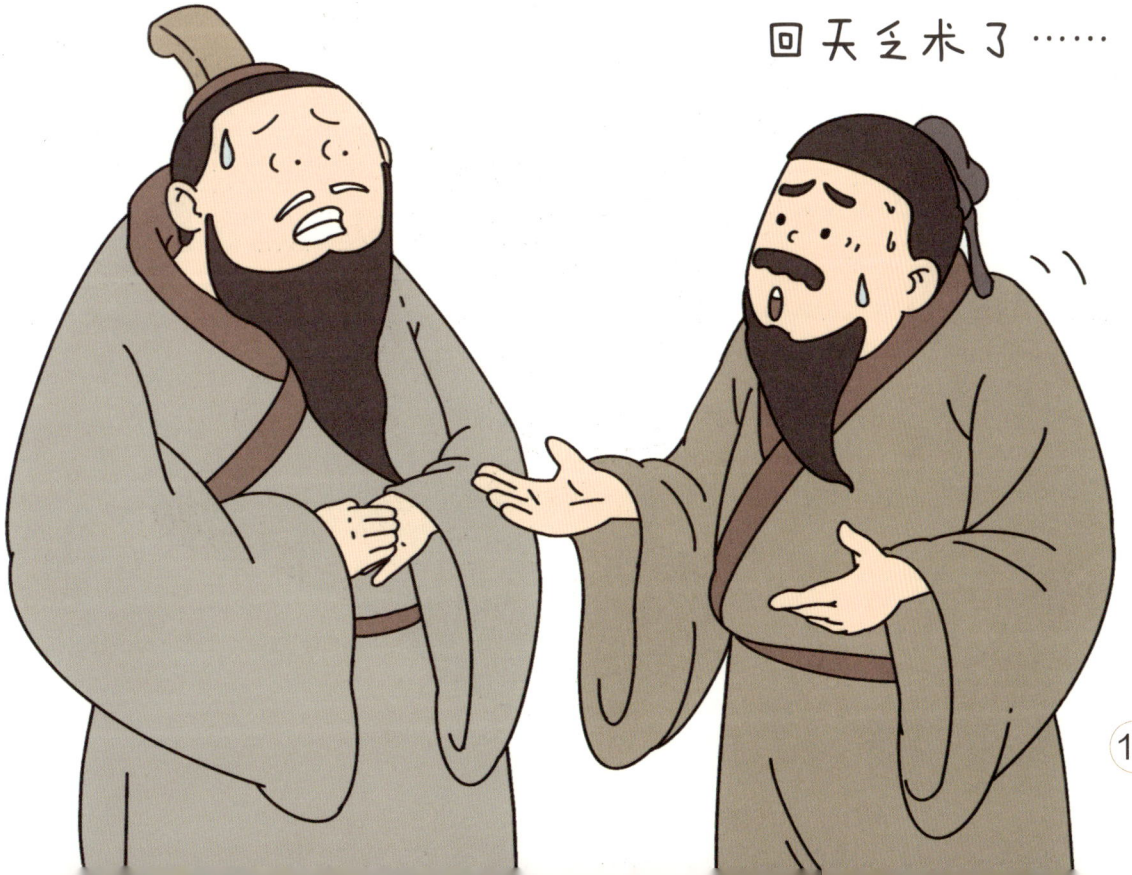

五天后，蔡桓公果然开始身体疼痛，没多久就病死了。

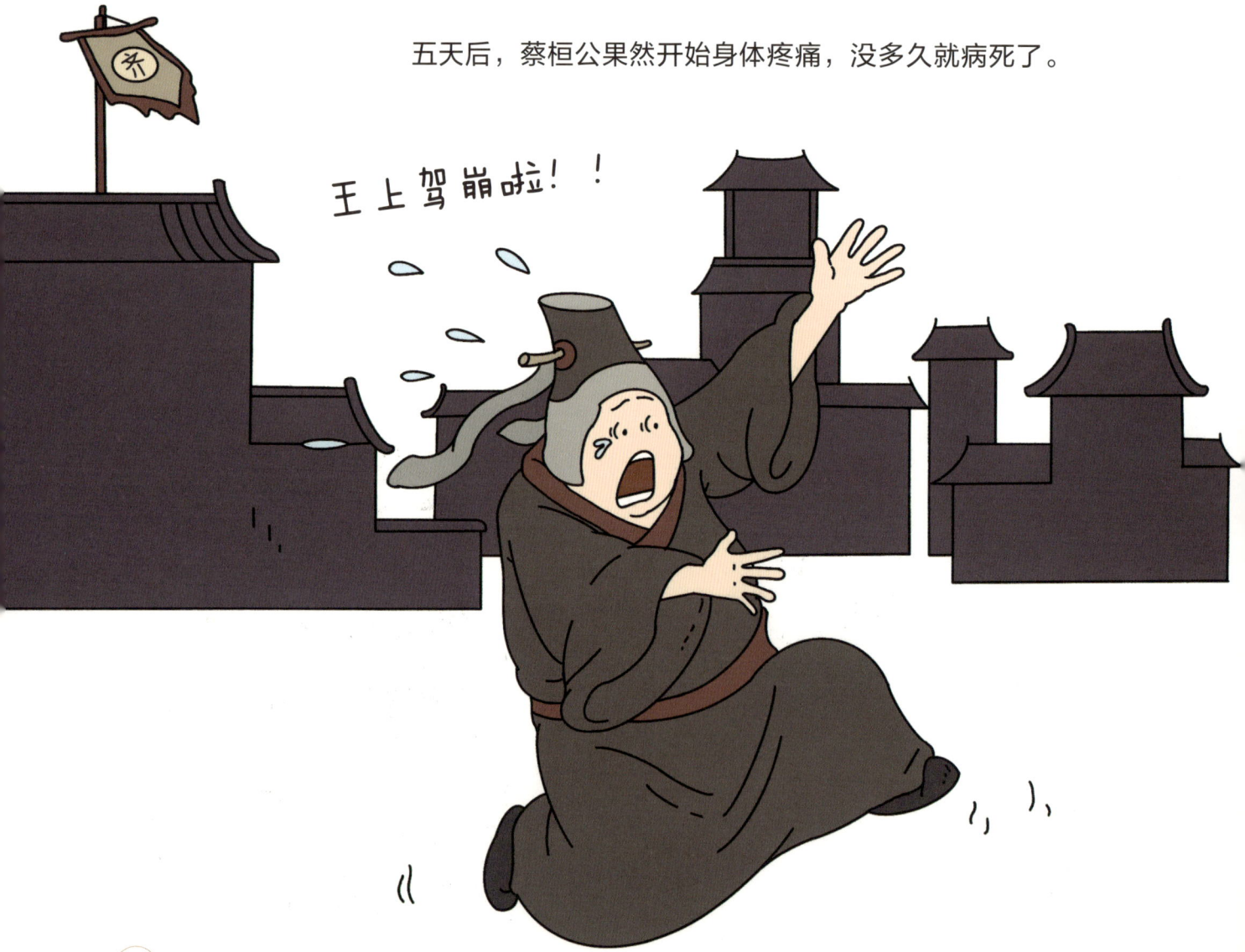

《扁鹊见蔡桓公》的典故告诉我们不能**讳疾忌医**，
一旦生病要及时治疗；
同时，我们要爱护肺脏和卫气，守好人体面对自然界病邪的腠理防线。

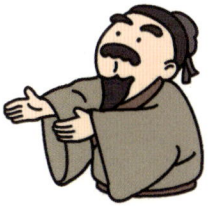

请吃药

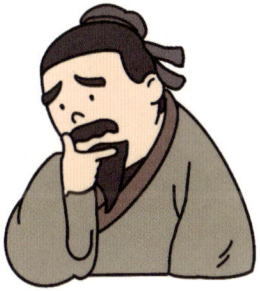

还有救

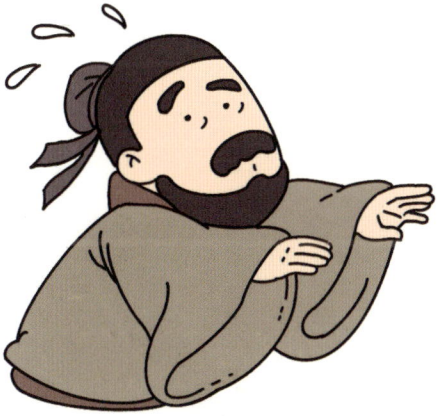

告辞

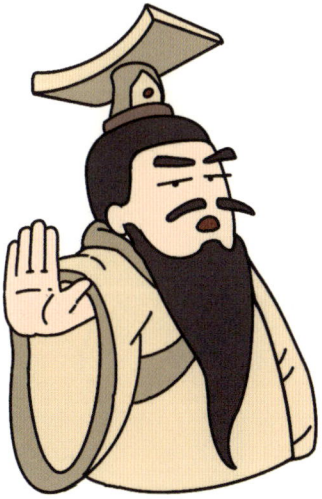

走开

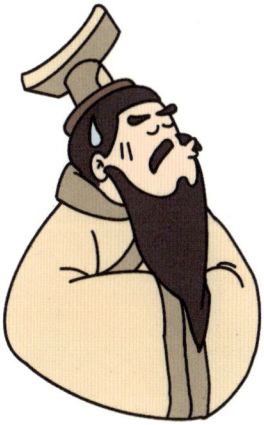

不治

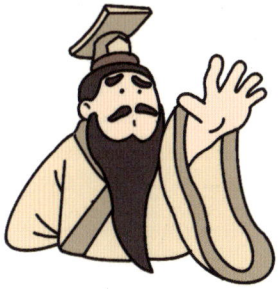

不要走

除了掌管卫气，

肺脏还掌管着一群叫作**宗气**的小精灵。

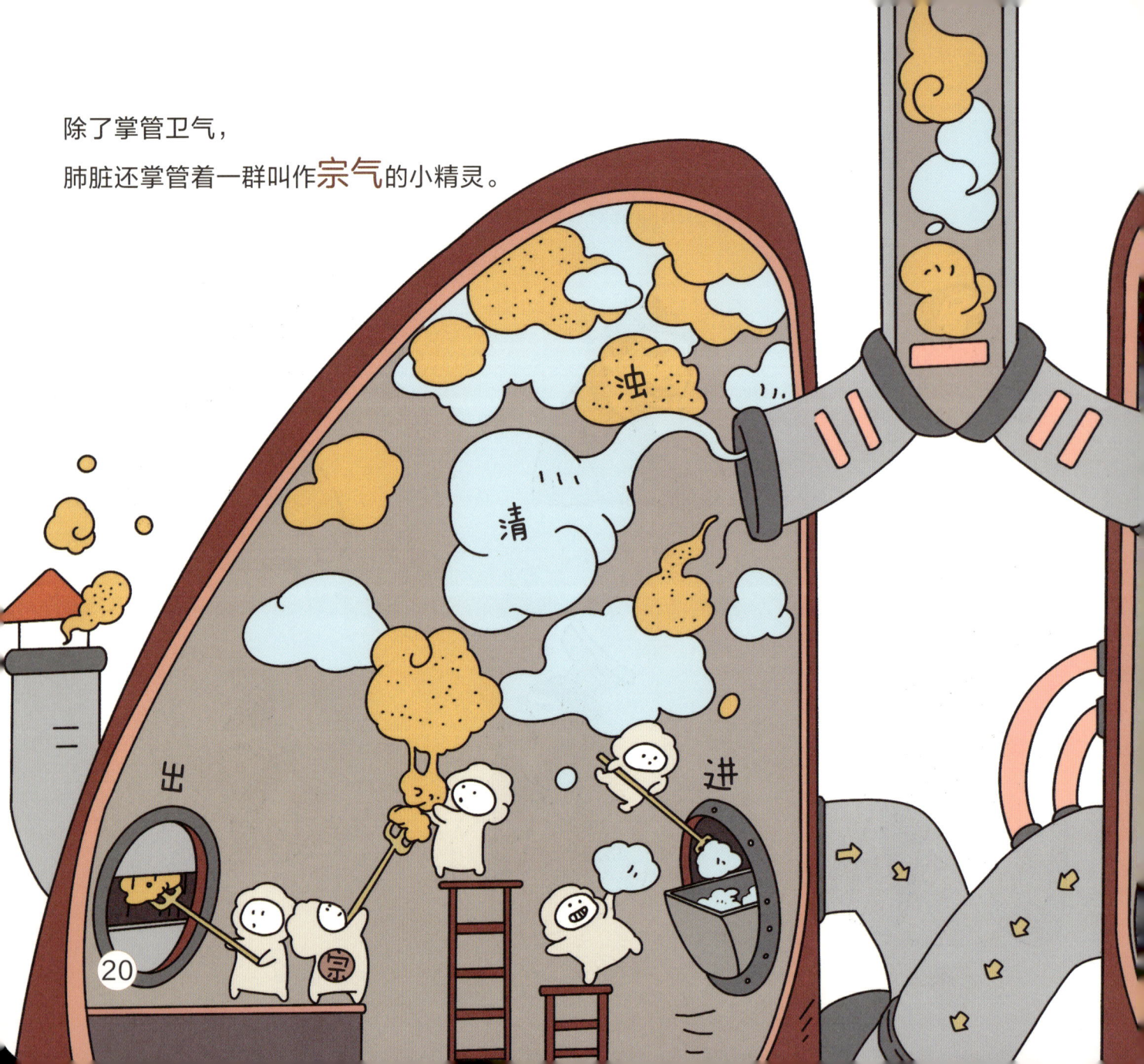

宗气和卫气一样，也是肺脏的好助手，
它可以协助肺脏做好呼吸运动。
肺脏正常的呼吸运动，既可以把血液带来的混浊之气排出体外，
又可以把自然界的清新之气吸入体内，
并把这些清新之气交由血液带至身体各处。

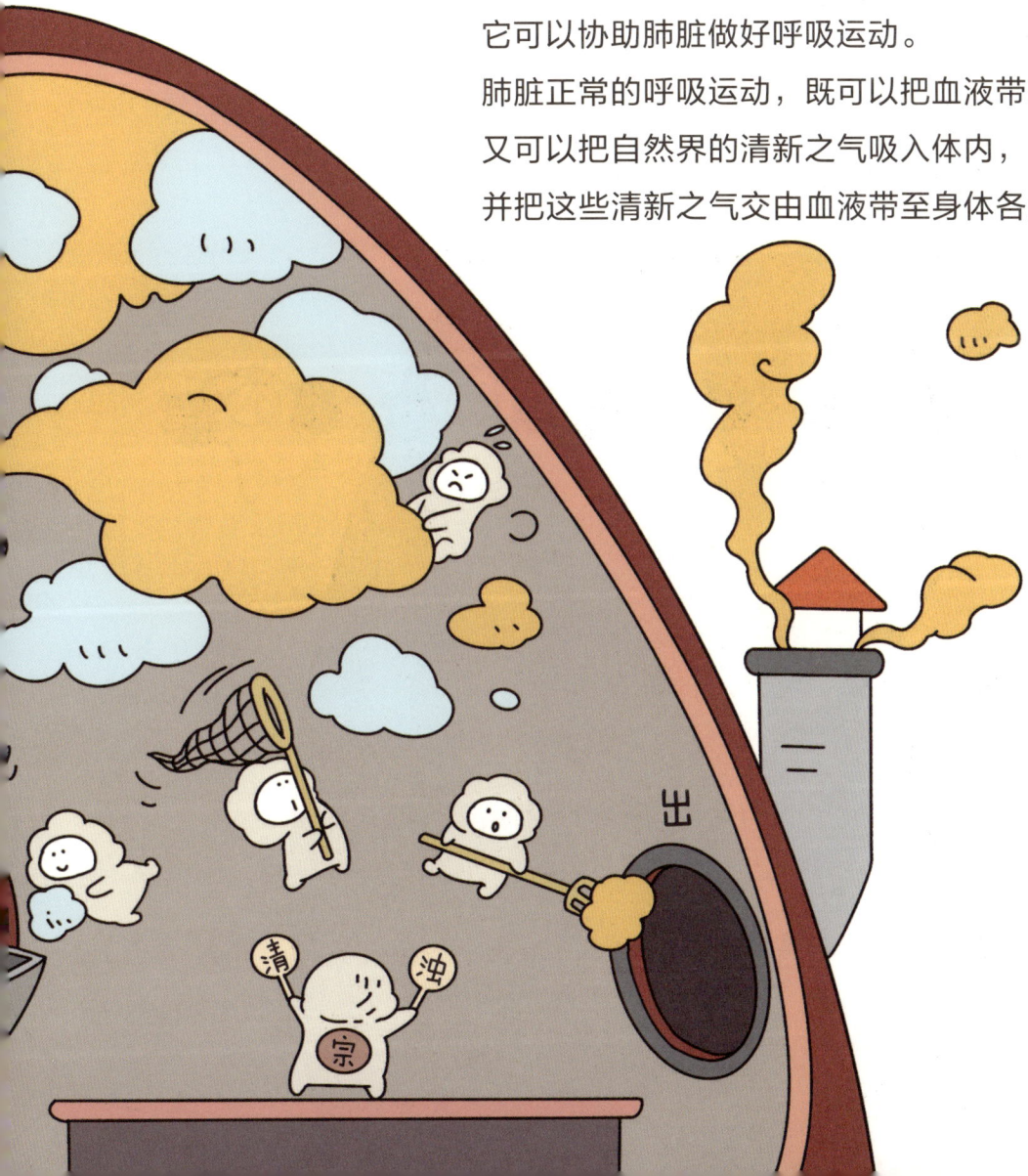

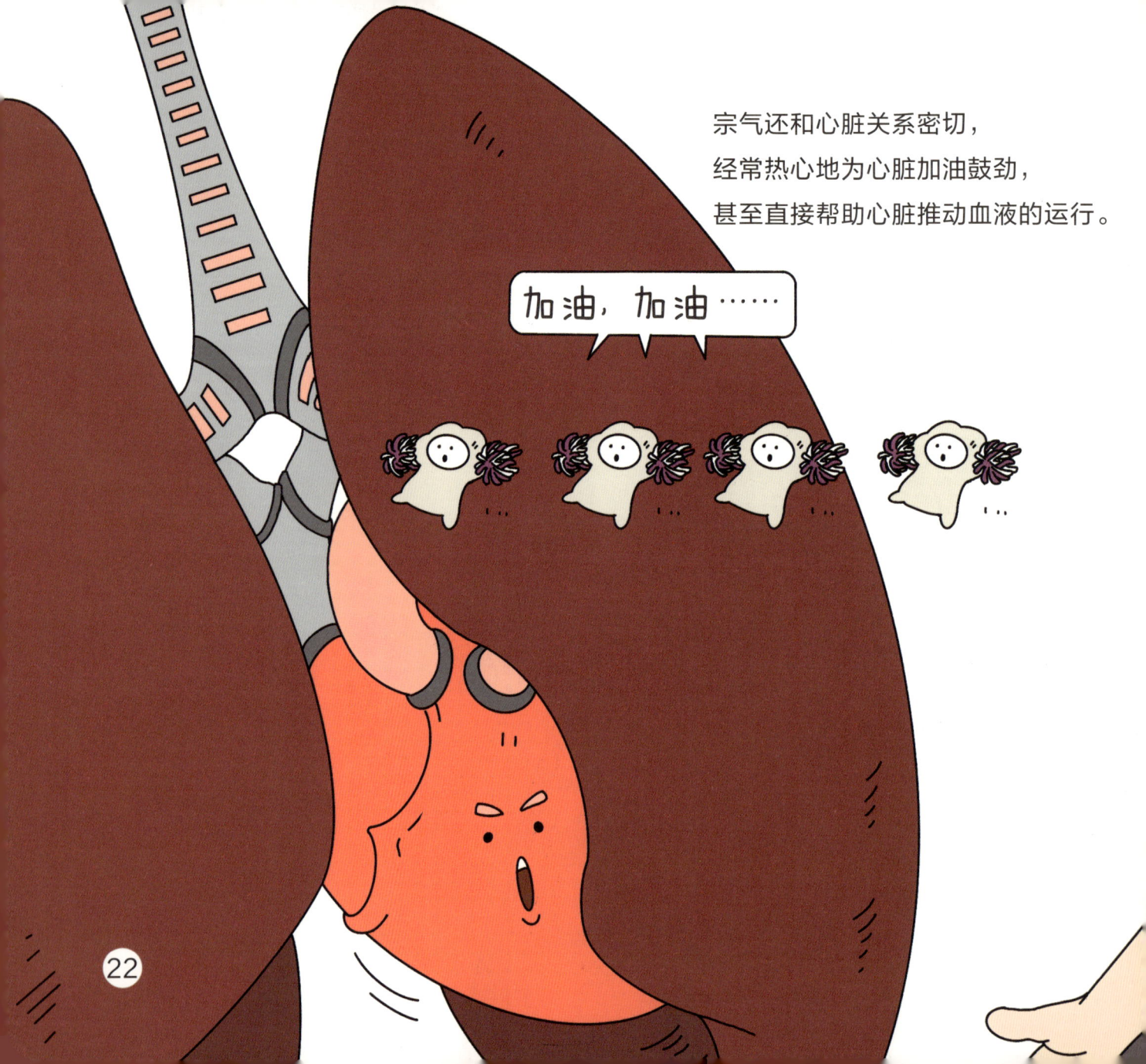

宗气还和心脏关系密切，
经常热心地为心脏加油鼓劲，
甚至直接帮助心脏推动血液的运行。

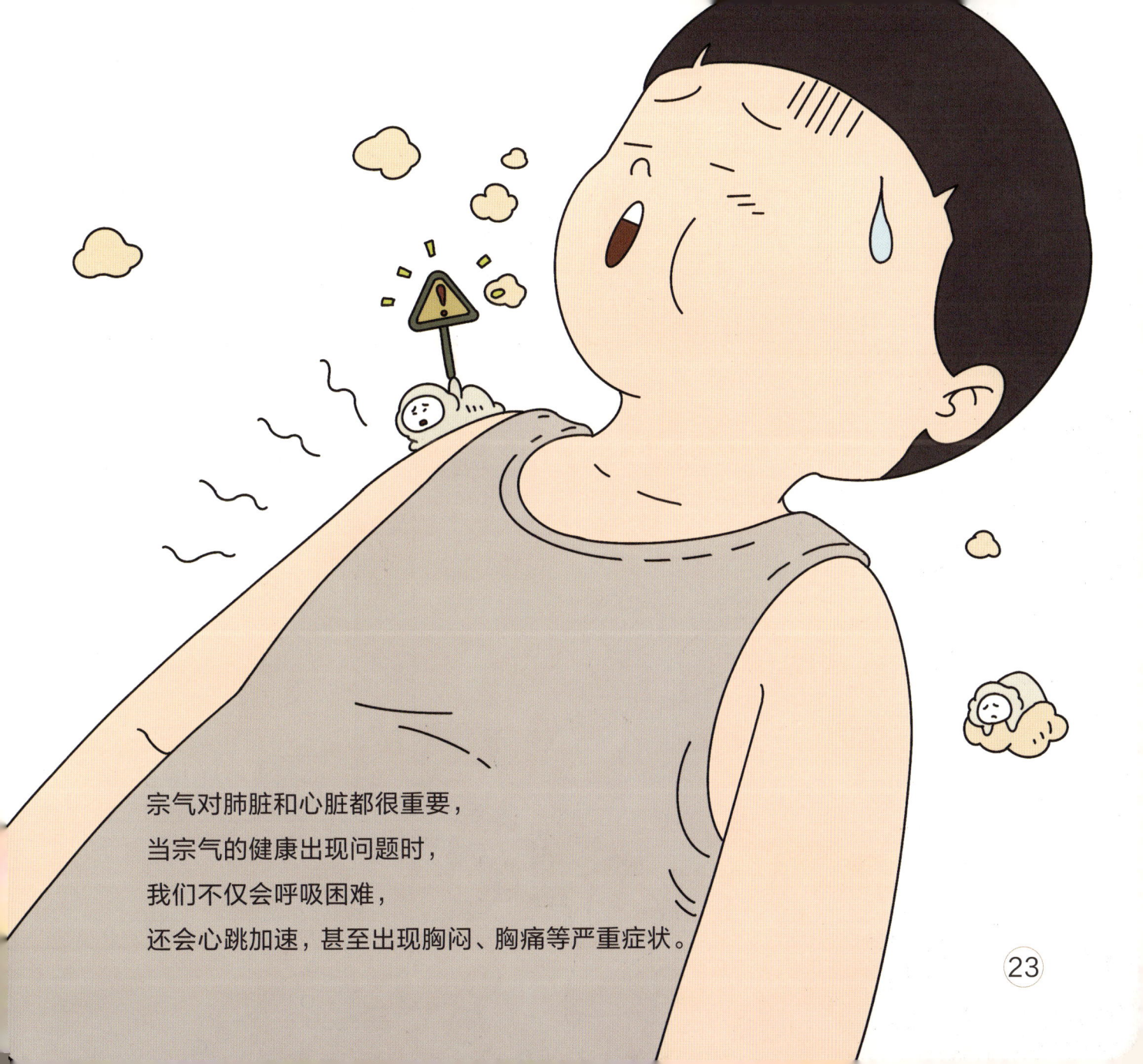

宗气对肺脏和心脏都很重要，
当宗气的健康出现问题时，
我们不仅会呼吸困难，
还会心跳加速，甚至出现胸闷、胸痛等严重症状。

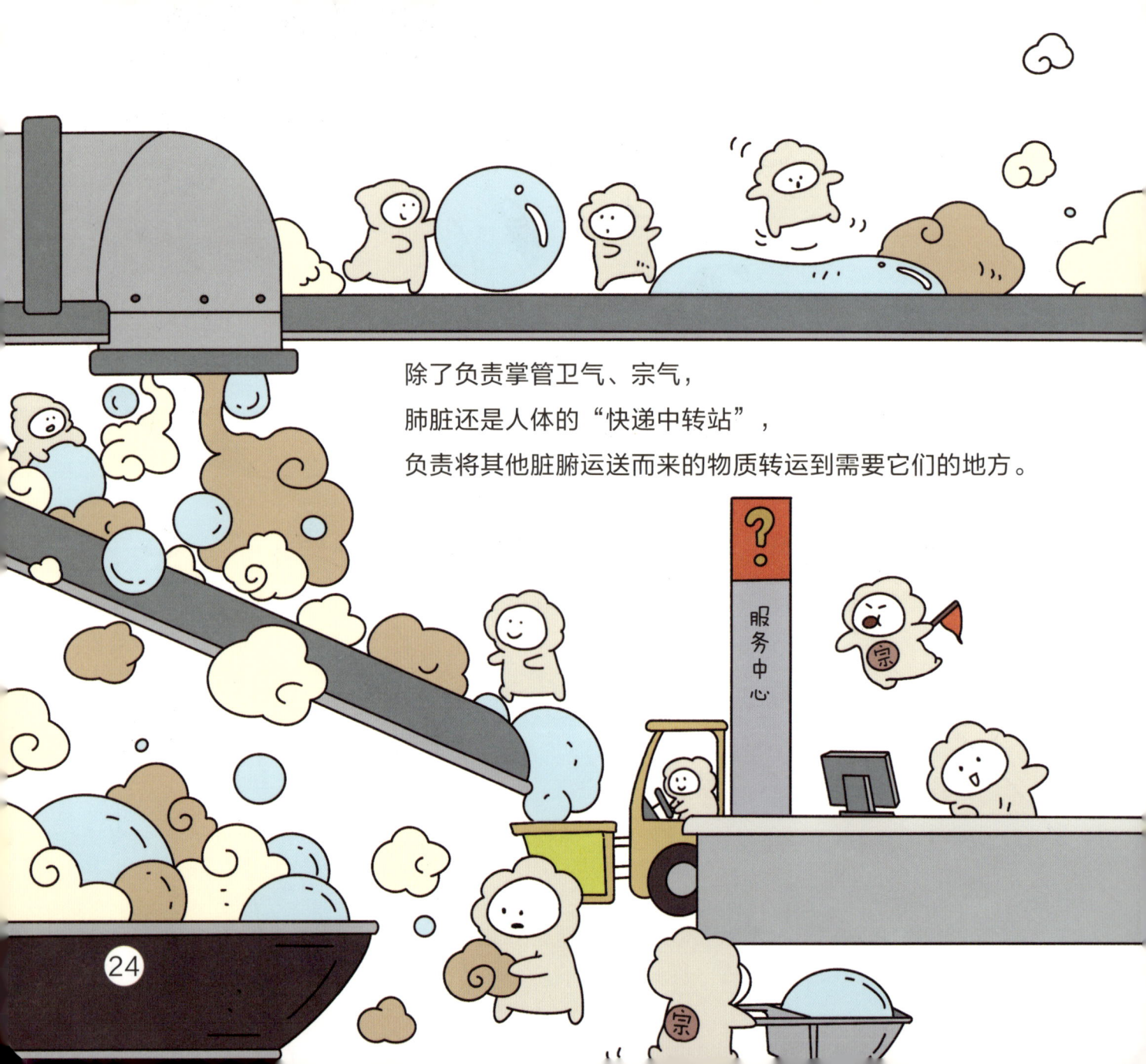

除了负责掌管卫气、宗气，
肺脏还是人体的“快递中转站”，
负责将其他脏腑运送而来的物质转运到需要它们的地方。

肺脏以两种方式来转运物质，
向四周布散或向下运输。

人们给肺脏转运物质的行为
取了两个好听的名字，
分别是“宣发”和“肃降”

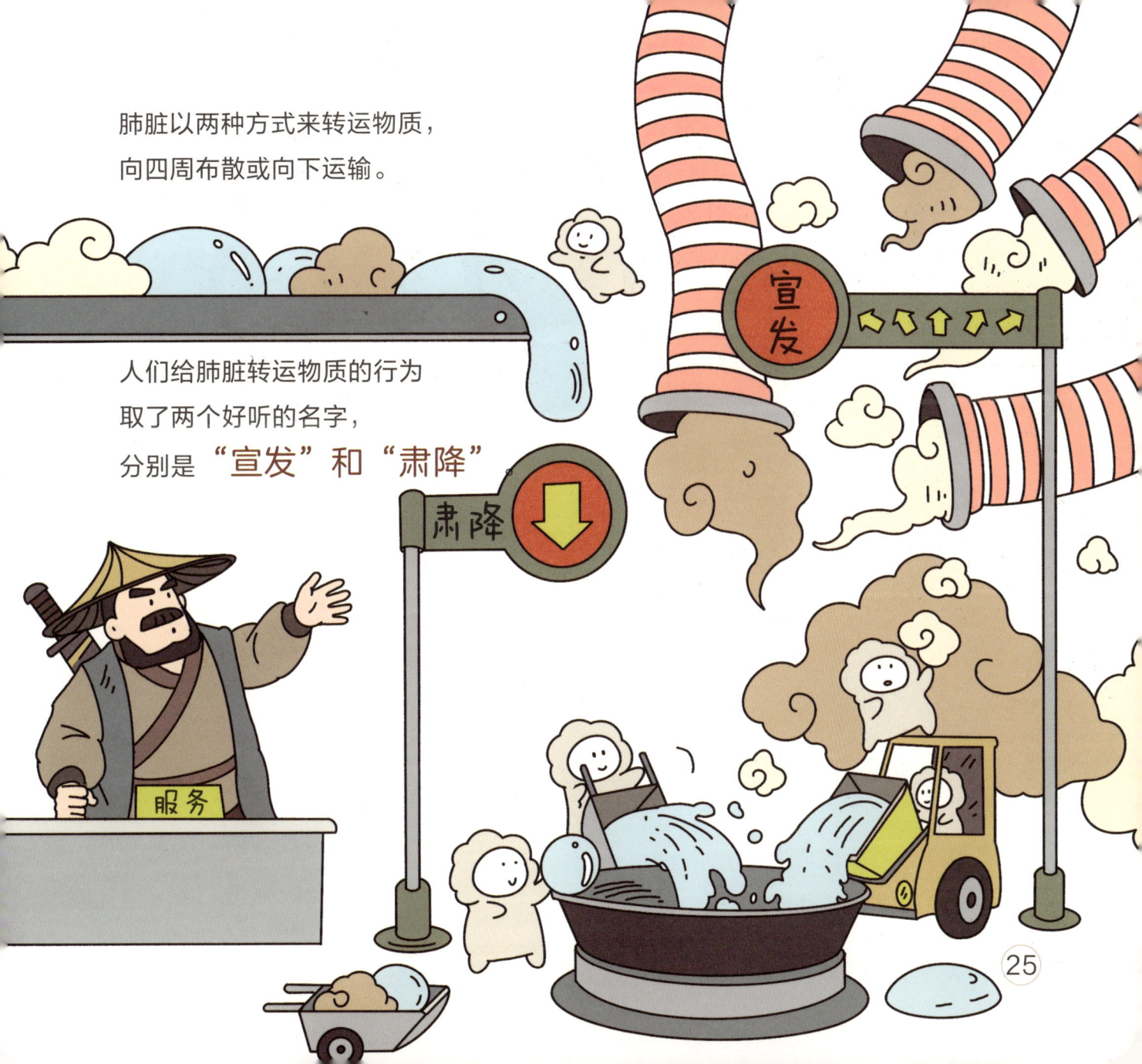

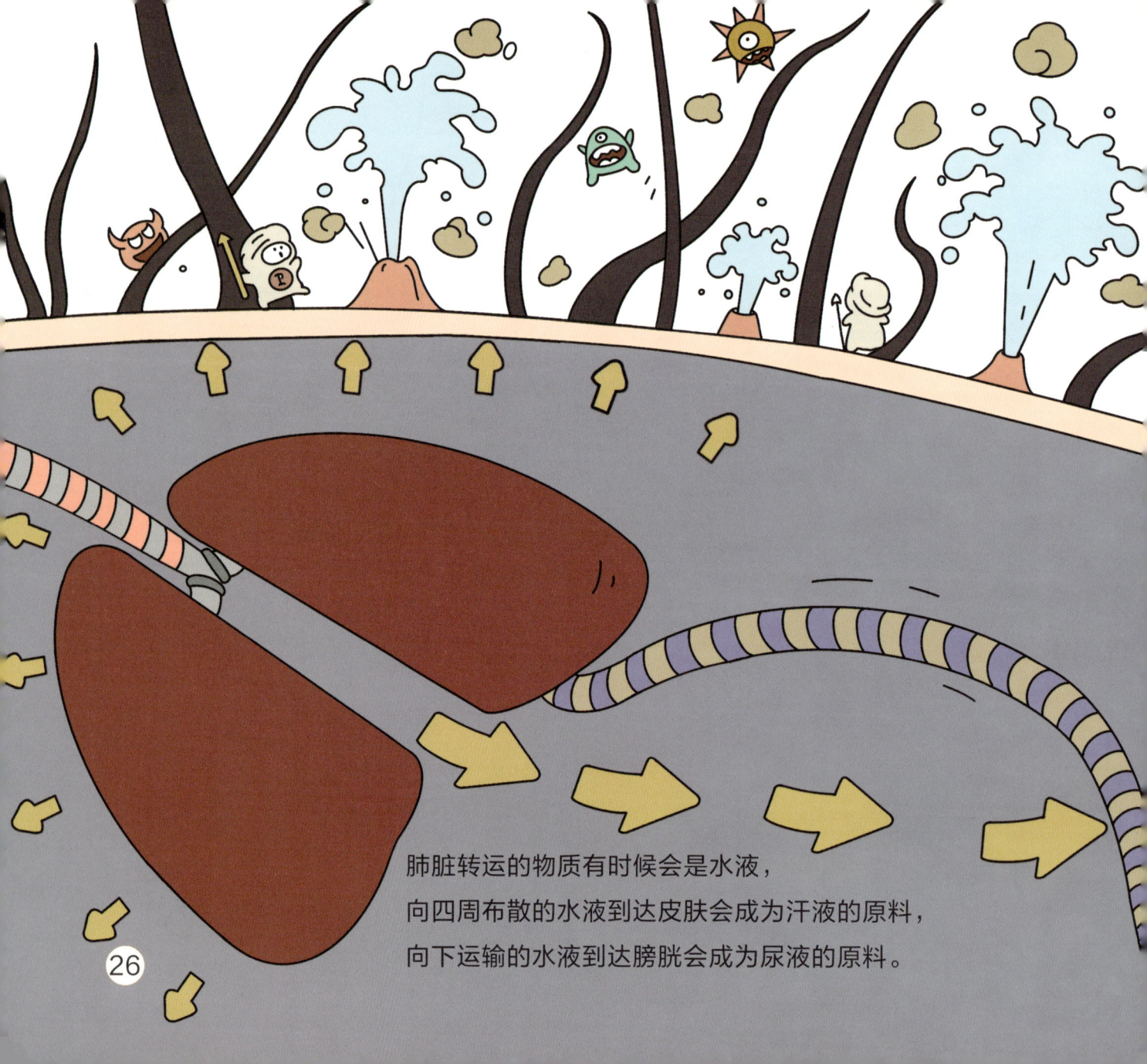

肺脏转运的物质有时候会是水液，
向四周布散的水液到达皮肤会成为汗液的原料，
向下运输的水液到达膀胱会成为尿液的原料。

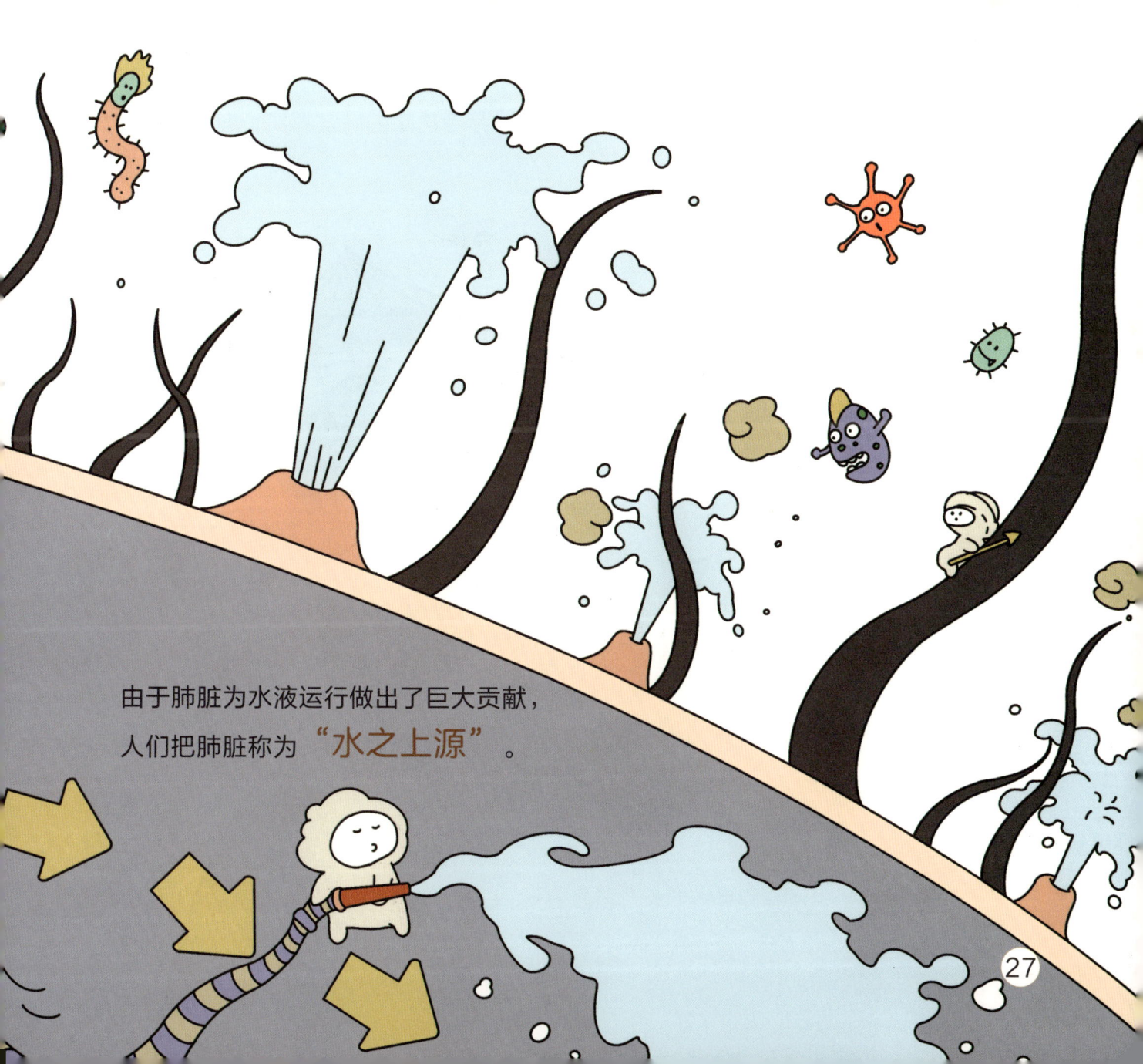

由于肺脏为水液运行做出了巨大贡献，
人们把肺脏称为“水之上源”。

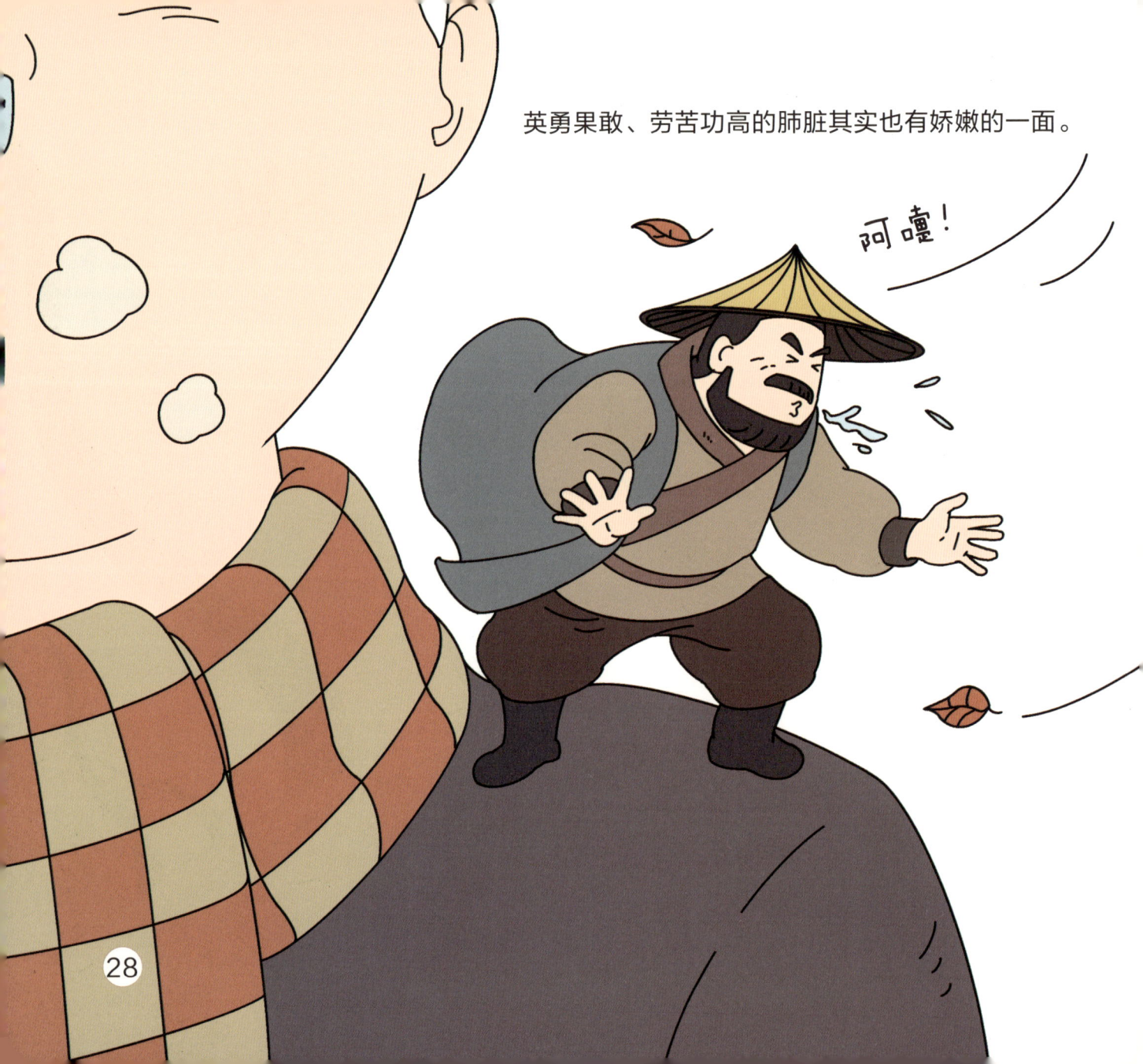
英勇果敢、劳苦功高的肺脏其实也有娇嫩的一面。
阿嚏！

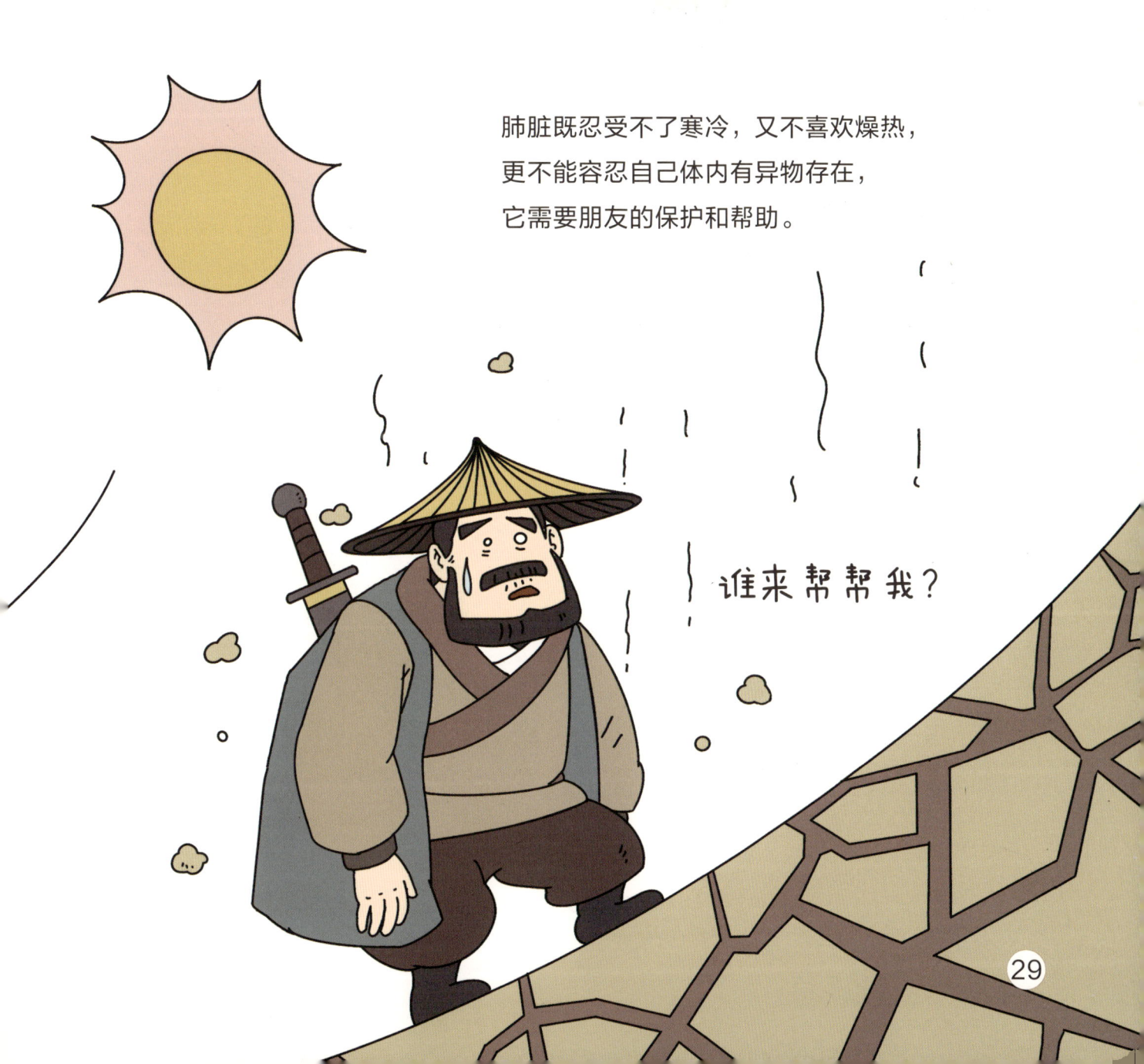
肺脏既忍受不了寒冷，又不喜欢燥热，
更不能容忍自己体内有异物存在，
它需要朋友的保护和帮助。
谁来帮帮我？

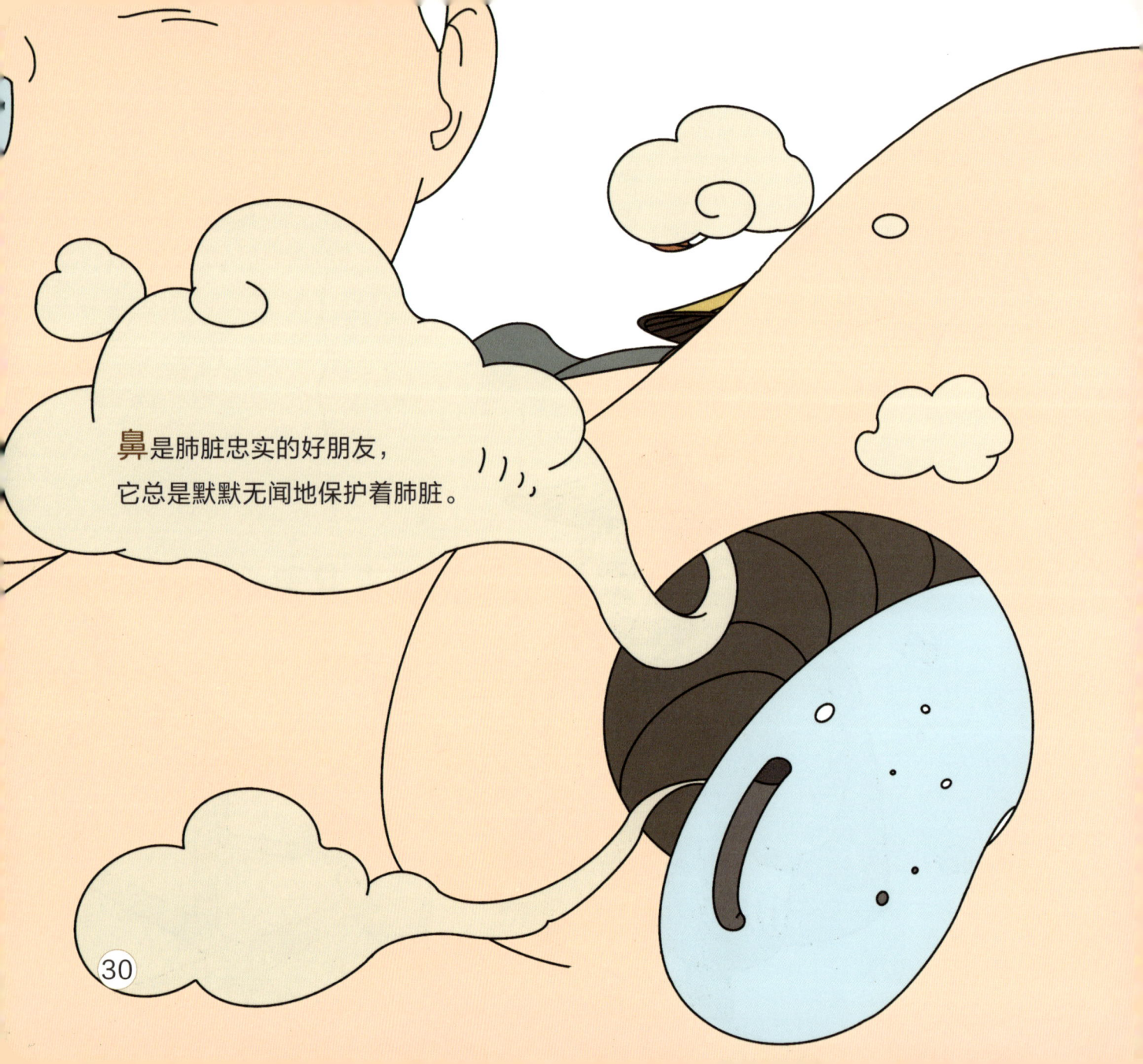
鼻是肺脏忠实的好朋友，
它总是默默无闻地保护着肺脏。

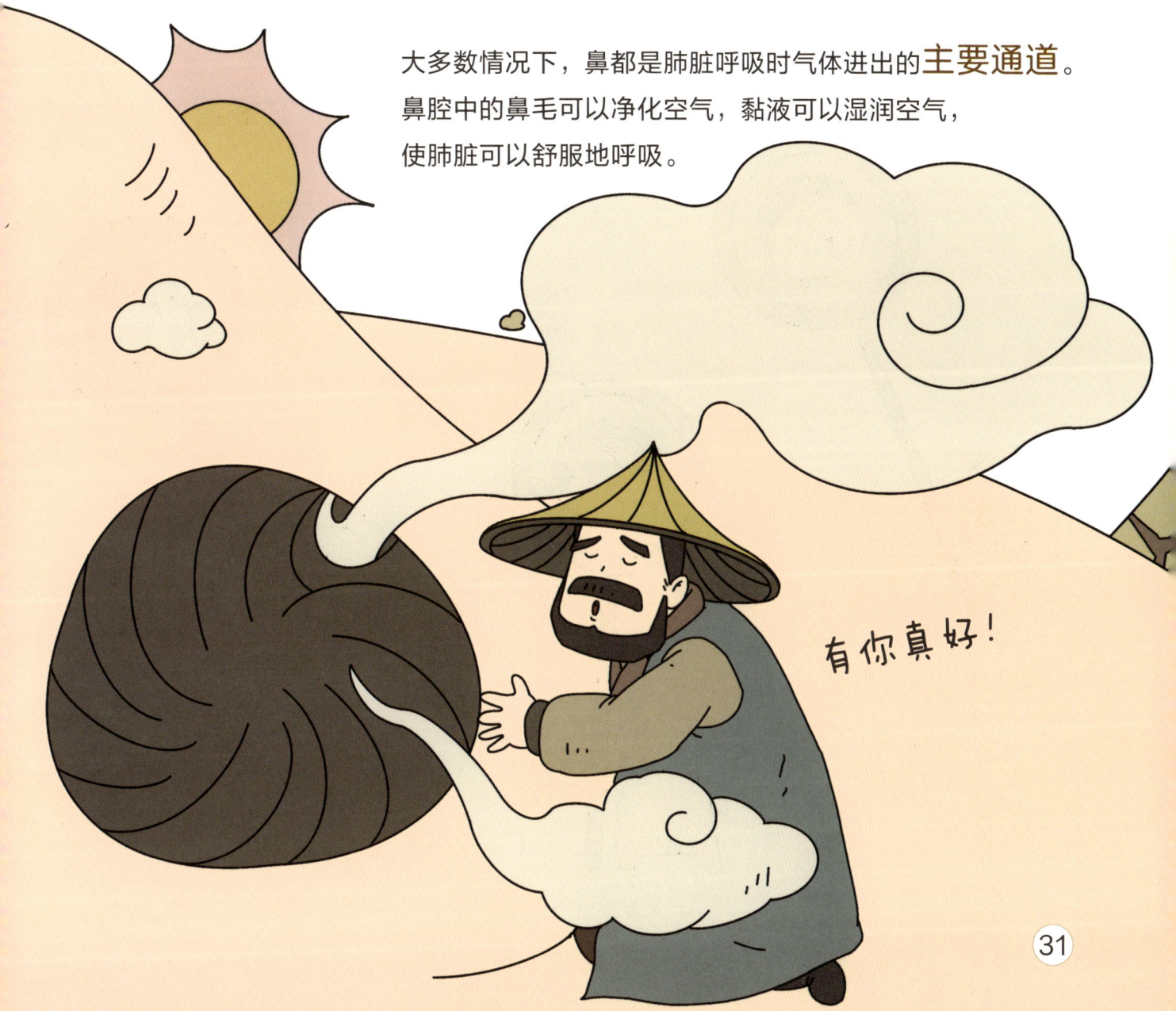
大多数情况下，鼻都是肺脏呼吸时气体进出的主要通道。
鼻腔中的鼻毛可以净化空气，黏液可以湿润空气，
使肺脏可以舒服地呼吸。
有你真好！

鼻也是肺脏出现健康问题时的**警报器**。

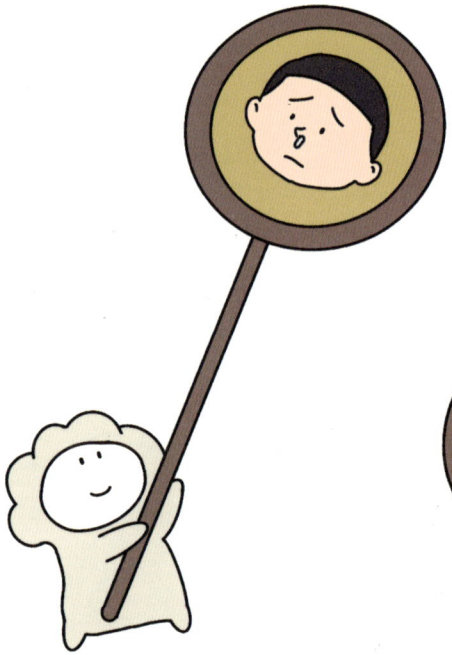

①鼻塞流涕

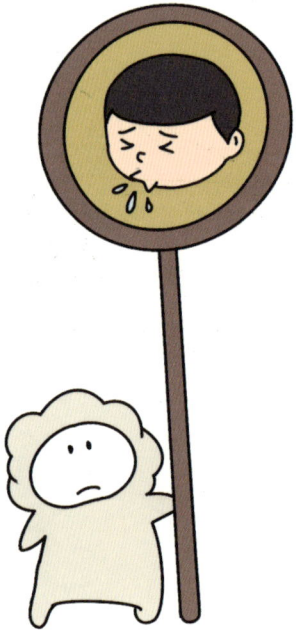

②喷嚏不止

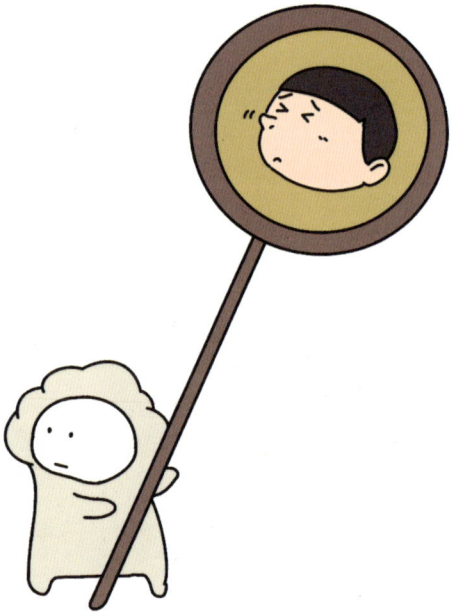

③嗅觉消失

当肺脏出现健康问题时，

鼻往往会通过鼻塞流涕、喷嚏不止、嗅觉消失等症状向人体发出警报。

有时候，鼻还会拉上自己的小伙伴——咽喉，一起向人体发出警报。

这时候人们还会出现咽喉肿痛、咳嗽咳痰等症状。

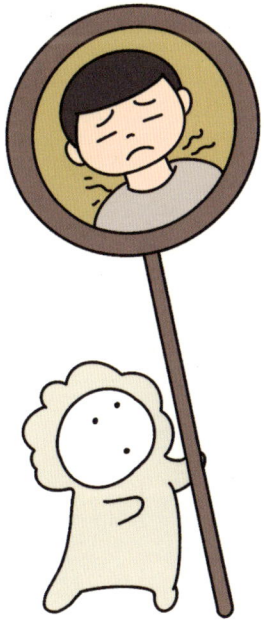

④咽喉肿痛

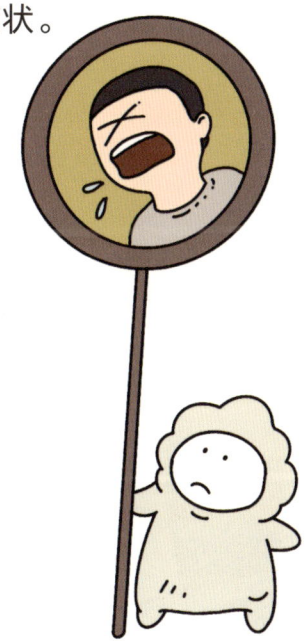

⑤咳嗽咳痰

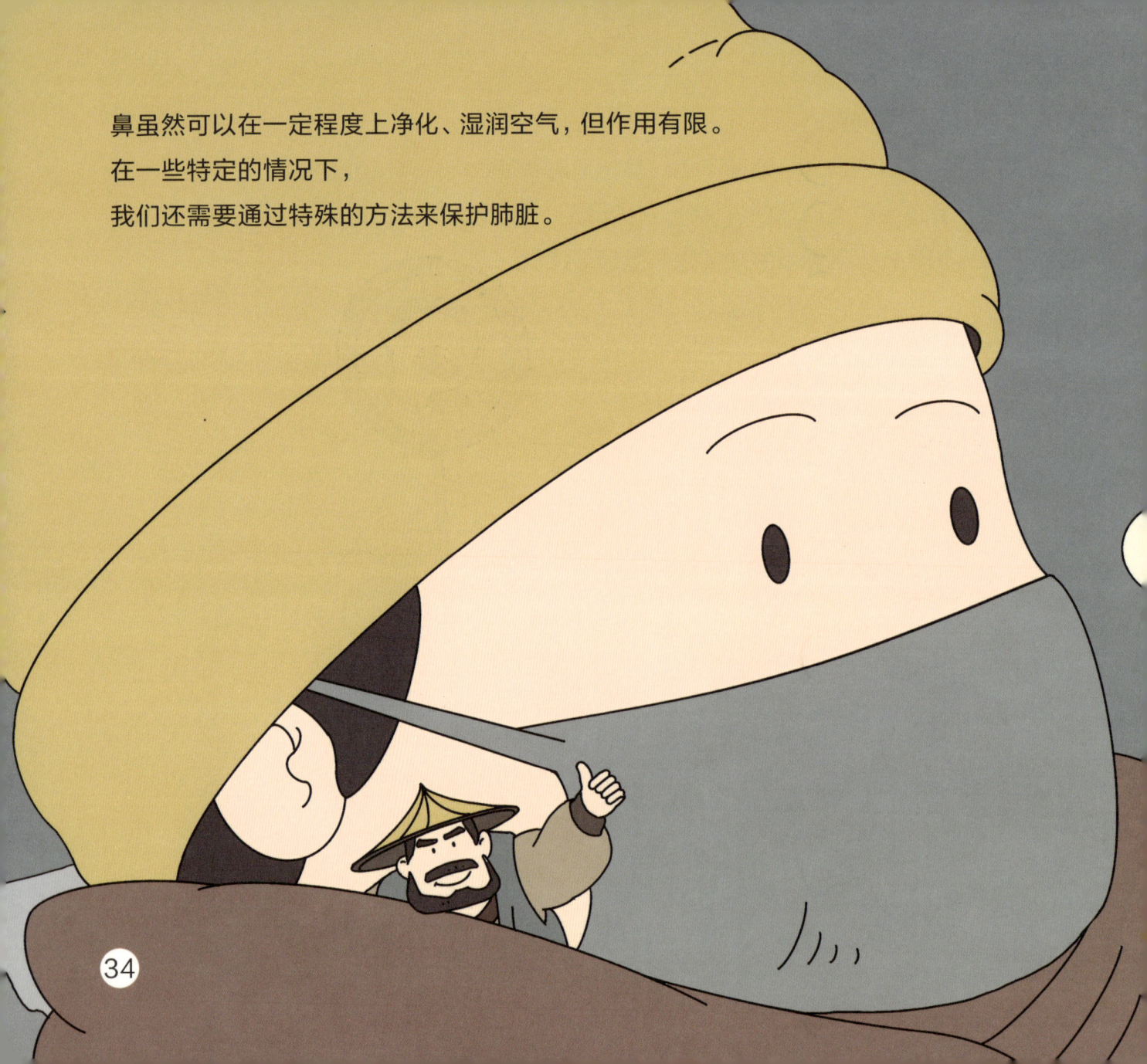

鼻虽然可以在一定程度上净化、湿润空气，但作用有限。
在一些特定的情况下，
我们还需要通过特殊的方法来保护肺脏。

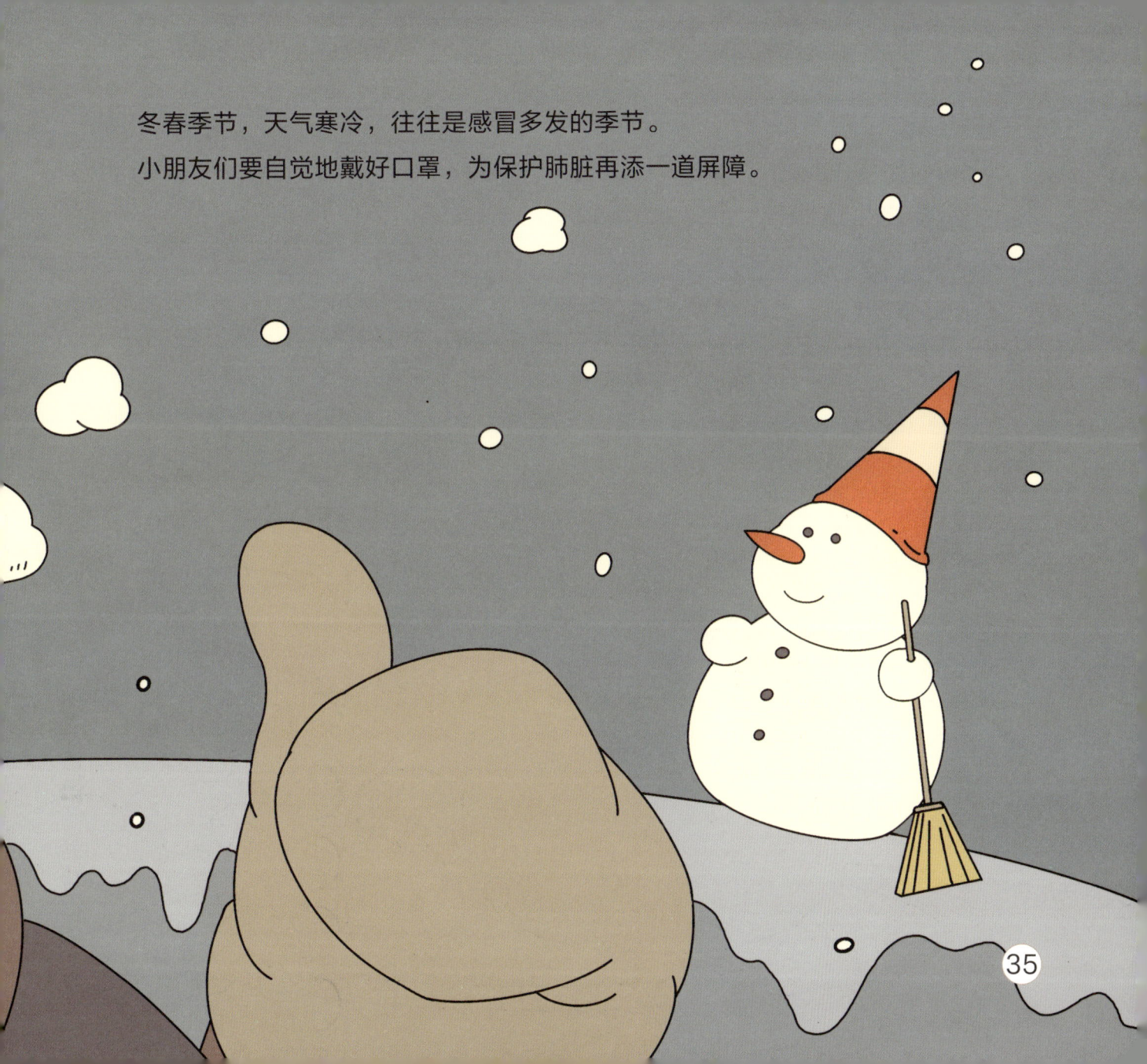

冬春季节，天气寒冷，往往是感冒多发的季节。

小朋友们要自觉地戴好口罩，为保护肺脏再添一道屏障。

秋季的空气往往较为干燥，
是喜欢湿润的肺脏最讨厌的季节。
小朋友可以准备一道美味的“川贝炖雪梨”药膳，
和家人一起养护我们的肺脏。

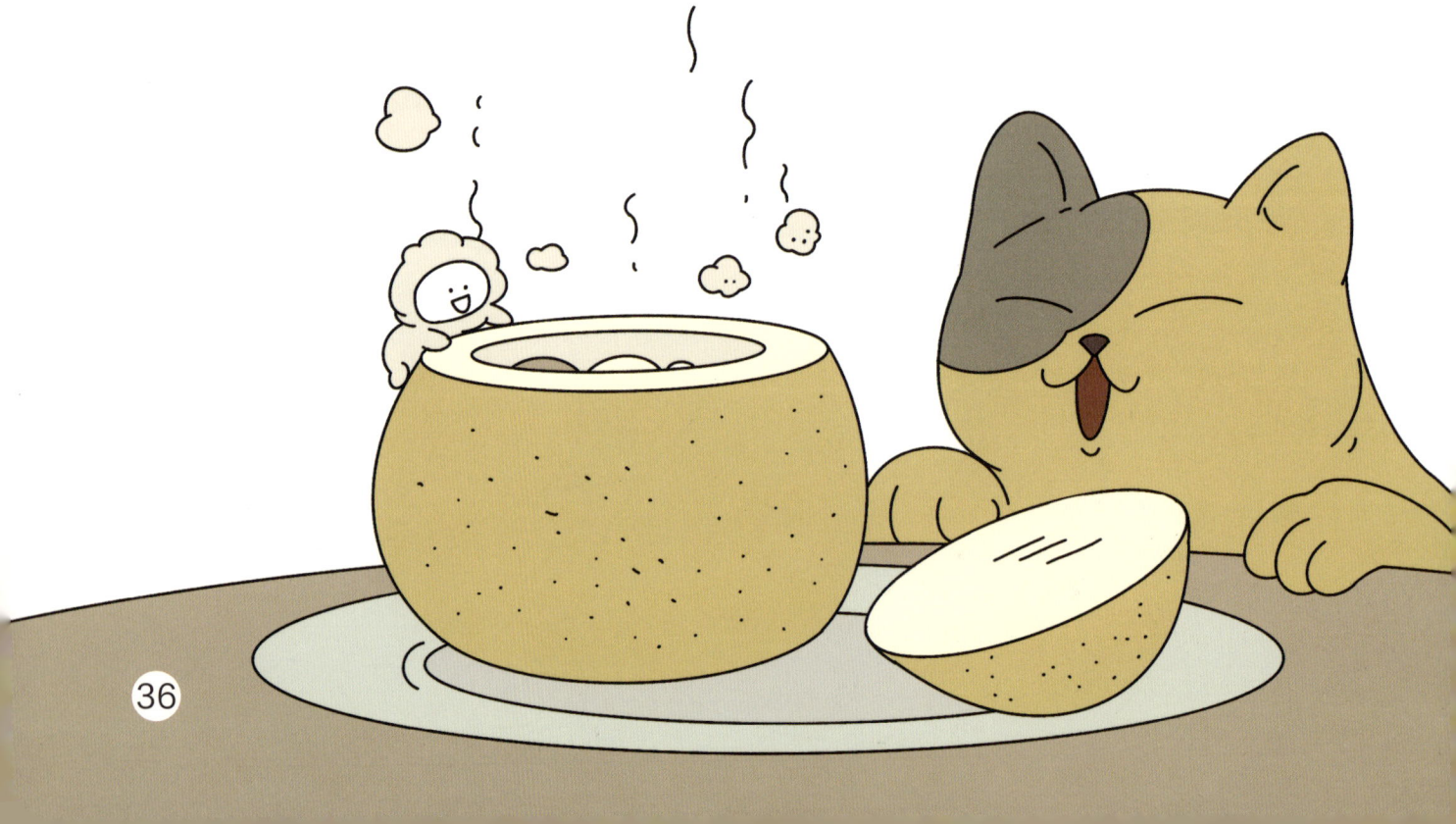

川贝炖雪梨的原料包括川贝母、雪梨和冰糖。
川贝母可以清热润肺、化痰止咳，
雪梨可以清热润肺、生津止渴，
冰糖可以使“川贝炖雪梨”更加美味。

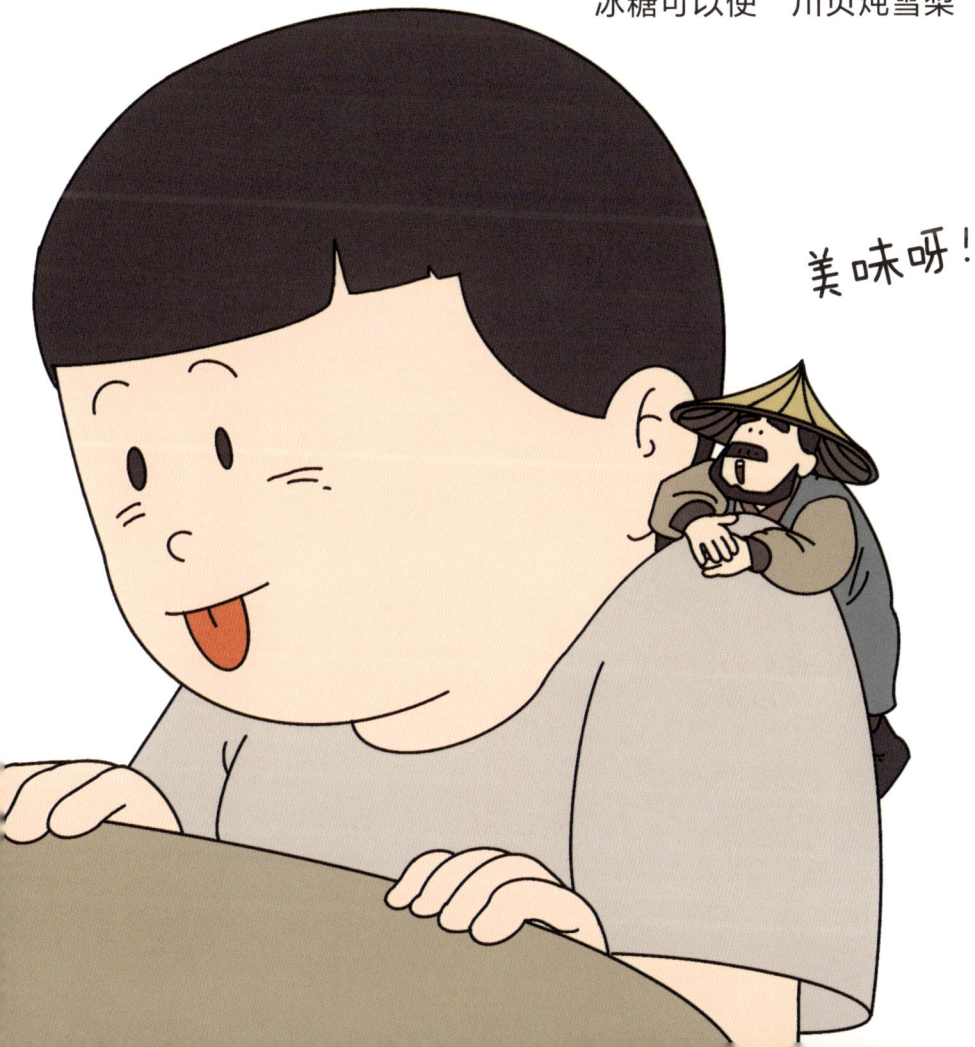

川贝炖雪梨的制作方法也非常简单：

首先将雪梨洗净，挖掉雪梨的梨核，将雪梨做成一个梨盅；

然后把川贝母和冰糖放入梨盅里；

最后，将盛有川贝母和冰糖的梨盅放入锅中蒸 30 分钟即可。

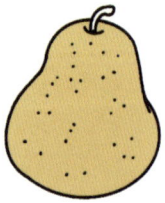

①洗净的雪梨一个

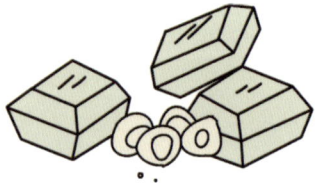

③备好川贝母和冰糖

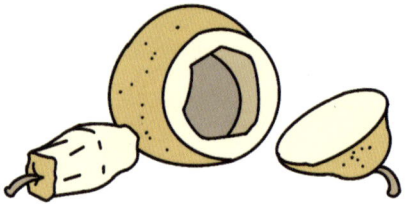

②挖去梨核，做成梨盅

小贴士

小朋友须在家长的陪伴下完成川贝炖雪梨的制作。

川贝炖雪梨虽然美味，但川贝母和雪梨的性质都较为寒凉，
小朋友适量进食即可，不可以贪吃哟。

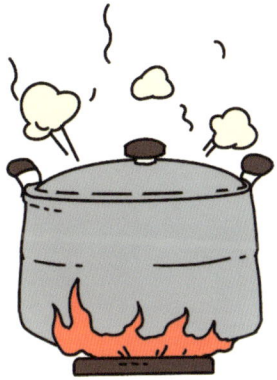

⑤蒸 30 分钟

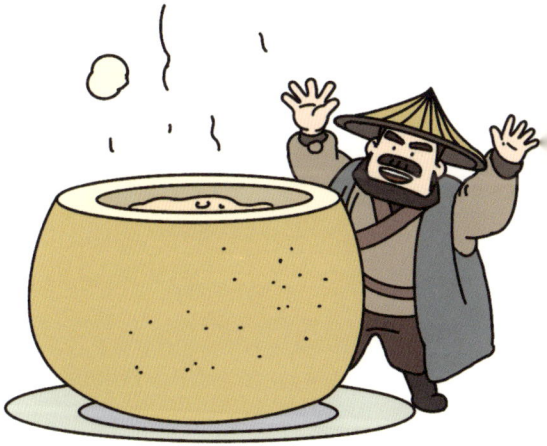

⑥完成

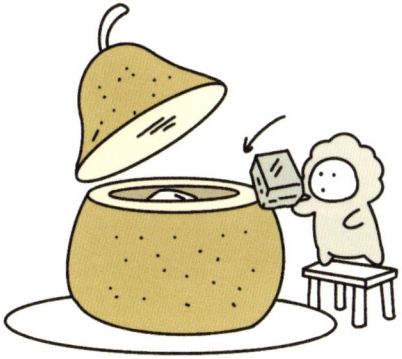

④装入梨盅

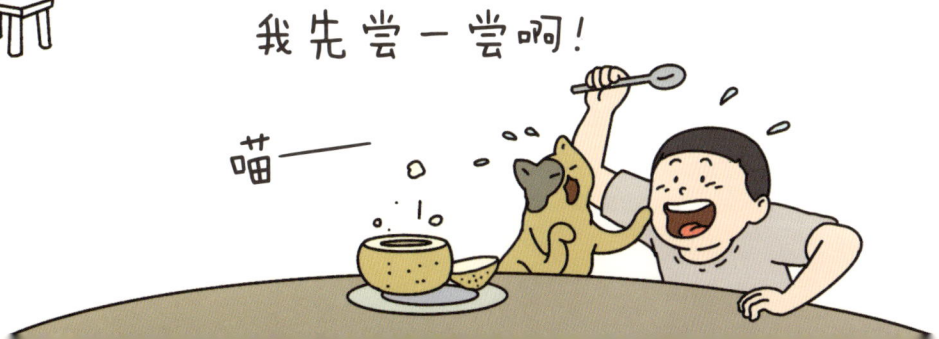

图书在版编目（CIP）数据

御邪铁盾肺大侠 / 春芽著 ; 瓦西李绘. — 长沙 : 湖南科学技术出版社, 2023.11
（我是小中医）
ISBN 978-7-5710-2546-5

Ⅰ. ①御… Ⅱ. ①春… ②瓦… Ⅲ. ①中国医药学－儿童读物 Ⅳ. ①R2-49

中国国家版本馆 CIP 数据核字(2023)第 226892 号

WO SHI XIAOZHONGYI
我是小中医
YUXIE TIEDUN FEI DAXIA
御邪铁盾肺大侠

著　　者：春　芽
绘　　者：瓦西李
出 版 人：潘晓山
责任编辑：邹　莉　张叔琦
出版发行：湖南科学技术出版社
社　　址：长沙市芙蓉中路一段 416 号泊富国际金融中心
网　　址：http://www.hnstp.com
湖南科学技术出版社天猫旗舰店网址：
　　http://hnkjcbs.tmall.com
邮购联系：0731-84375808
印　　刷：湖南省众鑫印务有限公司
　　（印装质量问题请直接与本厂联系）
厂　　址：长沙县榔梨街道梨江大道 20 号
邮　　编：410100
版　　次：2023 年 11 月第 1 版
印　　次：2023 年 11 月第 1 次印刷
开　　本：889mm×600mm　1/12
印　　张：$3\frac{1}{3}$
字　　数：24 千字
书　　号：ISBN 978-7-5710-2546-5
定　　价：26.00 元
（版权所有・翻印必究）